마법은
없었다

LES APPRENTIS SORCIERS

마법은

프랑스 최고의 유전학 박사가 밝힌
mRNA 코로나 백신의 모든 것

알렉상드라 앙리옹 코드 지음
목수정 옮김

없었다

Les Apprentis Sorciers

에디터
editor

언제나 지치지 않고 나를 지지해준 남편에게,
나에 대한 공격들을 용감하게 감내해준 아이들에게,
내게 일과 견디는 힘의 매력을 전해주신 부모님께,
내게 강직함을 가르쳐주시고 저항 정신을 불어넣어주신 조부모님께.

마법사 견습생들에게 안타깝게도 희생된 분들에게,
백신을 거부하다가 정직당한 의료인들에게,
아이를 지키려는 마음을 가진 세상의 모든 엄마들에게.

추천사

감사하는 마음으로 강력히 추천한다!

대한민국의 문맹률은 전 세계에서 가장 낮은 편에 속하고, 한국인들은 아이큐가 가장 높은 민족 중 하나로 알려져 있다. 이는 우리들끼리 하는 자화자찬이 아니라 전 세계가 인정하는 사실이다. 과연 그럴까? 코로나 팬데믹을 겪으면서 문맹의 기준을 다시 설정해야 한다는 생각이 들었다. 정보가 있어도 보지 않는 것이 문맹이다.

한국인들은 코로나 팬데믹 기간 동안 대부분의 정보를 언론에서 접했다. 언론을 통해 정보를 접하는 것은 당연한 일이지만 문제는 거기에 머물렀다는 것이다. 연일 코로나

19에 관한 소식이 언론을 도배하면서 일반인들에겐 낯선 새로운 단어들이 쏟아져 나왔다. 치명률, 조사망률, 스파이크 단백질 그리고 mRNA 백신. 국민들은 이 새로운 단어들과 익숙해졌을 뿐, 이 단어들이 무엇을 의미하는지 알아보기 위한 탐구적인 노력을 기울이는 이들은 많지 않았다.

그저 질서 의식을 발휘하여 보건 당국과 전문가의 지시를 잘 따랐을 뿐이다. 무서운 질병이라 했기 때문에 마스크를 쓰고, 마트나 식당 출입을 자제하고 집 안에만 머무르라 해서 그렇게 했다. 개인의 질병이 아닌 전염병이라기에, 개인의 행동에는 책임감이 뒤따랐다. 실제로 정부는 방역 조치를 어기는 이들에게 벌금을 부과해 책임을 물었다. 개인의 자유보다 전체의 생존이 중요하다 여겼고, 모두가 이를 받아들였다.

코로나는 그렇게 무서운 병이었다. 질병청과 언론에 의하면 그랬다. 그리고 3년이라는 시간이 지났다. 코로나19라는 질병은 지금 의학계와 과학계에서 재평가받는 수순을 밟고 있다. 하지만 세계보건기구(WHO)가 팬데믹을 선언하기 이전부터 일부 의료인들과 전문가들 사이에서는 코로나

19의 위험성 예측과 사망자 예측 모델이 잘못되었다는 지적들이 나왔다. 이런 의견을 낸다는 것은 미국 질병통제예방센터(CDC) 및 세계보건기구의 주장과 반대되는 입장에 서는 행위였다. 이들의 주장은 언론에서 다뤄주지 않았고 모든 인터넷과 소셜 미디어에서 검열되었다. 그리고 음모론자 프레임이 씌워졌다. 과학적 논의가 이루어져야 마땅한 상황에서 입에 재갈을 물리고 음모론자로 낙인을 찍은 것이다. 이 얼마나 비과학적인 태도인가? 하지만 그들은 그렇게 했고, 이것이 심각한 문제라는 것을 알아채는 대중들은 많지 않았다.

　　—탐구 정신을 통해 스스로 정보의 진위 여부를 확인하
　　　지 않은 채,
　　—언론에서 심어주는 공포심을 그대로 흡수하고,
　　—보건 당국에서 가하는 억압에만 길들여진 결과,

코로나 백신이 출시되자 너도나도 백신을 접종받았다. 인류 최초로 시도되는 mRNA 백신이라고 했지만 아랑곳하지 않았다. 스마트폰 하나를 장만할 때도 그보다는 더 알아

보고 구입을 결정할 텐데, 건강한 몸에 주입하는 미검증된 신약임에도 아무렇지 않게 접종을 받았다.

새로운 백신 기술이라 들었고, 모두가 접종받아야 한다고 들었다. 그게 전부였다. 그 이상의 정보를 궁금해하는 이들은 없었다. 문맹이다. 사람이 오랜 기간 억압받다 보면 자신을 구원해줄 무언가를 기다리게 되는데, 그것이 바로 mRNA 백신이었다.

늦은 감이 있지만 지금이라도 제대로 된 정보를 원하는가? mRNA 기술을 기반으로 한 백신은 코로나 백신이 끝이 아니다. 앞으로 계속해서 신제품이 나올 것이고, 코로나 백신 자체도 독감과 마찬가지로 매년 추가 접종이 이루어질 예정이다. 단 한 방울이라도 mRNA 백신을 더 접종할 예정이라면, 그전에 반드시 읽어보실 것을 권한다. 환자들에게 코로나 백신을 권하는 의사들도 반드시 읽어봐야 할 책이다. 생각이 바뀔 수도 있고, 책에서 반박거리를 찾을 수도 있을 것이다. 이 정도의 정보도 읽어볼 용의가 없다면 의사로서 직무 유기다.

이 책은 프랑스에서 올해 3월 출간 즉시 선풍적인 인기를 끌면서 종합 베스트셀러 1위에 올랐고, 20만 부 이상 판매되었다고 한다. 하지만 대한민국에서만큼은 결코 돈이 되는 책이 아니라고 생각한다. 단지 보다 나은 세상을 만들기 위해서,

—번역하는 이가 있었고,

—출판하는 출판사가 있었을 뿐이다.

—그리고 나는 추천한다. 감사하는 마음으로 강력하게.

조한경(《환자 혁명》 저자)

서문

유전학 박사가 실험실 가운을 벗어 던지고 대중 앞에 선 이유

유전학 박사인 나는 프랑스와 영국 국적을 가진 연구자로, 25년 동안 어린이 질병을 통해 환경이 우리의 유전자, 특히 RNA를 어떻게 변이시켰는지를 연구해왔다. 하버드 메디컬 스쿨에서 포스트 닥터 생활을 하고, 프랑스 국립보건의학연구소(Inserm)의 디렉터로 일하며 얻은 나의 연구들은 전 세계 학계에서 큰 주목을 받았다. 그러나 2015년, 나는 단순하고 저렴하며 지속 가능하고 윤리적인 의학적 해법에 대한 연구에 관심을 갖게 되면서 아프리카 모리셔스섬으로 떠났고, 그곳에서 나의 연구소 심플리시마(SimplissimA)

를 설립하게 되었다. 언론은 당시, 이러한 나의 결단에 축하의 박수를 보냈다. 그러고 나서 코비드19(COVID-19)가 발발했다. 이 보건 위기는 내게 거부할 수 없는 책임감을 느끼게 만들었다. 내가 이 문제에 개입하는 것이 불가피하다고 판단했을 때, 나는 분노하지 않을 수 없는 상태였다. 그러자 언론은 순간, 나를 극우주의자로 만들어버렸다. 나는 물론 극우가 아니다. 나는 단 한 번도 특정 정당에 대한 지지를 표명하거나, 당원으로 가입한 적이 없다. 사람들은 나를 원리주의자, 이단이라고도 했다.

이 또한 사실이 아니다. 나는 가톨릭 신자이고, 다섯 아이의 엄마일 뿐이다.

이 모든 비난들은 단 하나의 동기를 가지고 있었다. 내 주장에 대한 신용을 떨어뜨려, 결국 내가 입을 다물도록 하는 것이다. 코비드의 책임이 천갑산이나 박쥐에 있다고 믿게 만든 우화를 나는 믿지 않았기 때문이다. 내가 감히 실험실 가운을 벗어 던지고 대중 앞에 서서 오늘날엔 상식이 된 이야기를 3년 전에 주장했기 때문이다. 내가 감히 PCR 테스트로 코비드 환자를 진단하는 것은 위험한 일이며, 건강한 사람들을 아픈 환자로 취급하는 것은 미친 짓이라고 말했기 때문이다. (……) 바로 이러한 것들이 언론이 나를 또한 '음모론자'라고 취급했던 이유들이다. 만약 음모론자가 사실과 명확한 숫자를 직시하는 것을 의미한다면, 나는 음모론자다. 만약 음모론자가 거짓을 폭로하는 사람을 의미한다면, 나는 음모론자가 맞다.

여기서 우린 날씨나 유행에 대해서가 아니라 수십억에 이르는 인류의 건강과 생명에 대해 논할 것이다. 여러분은 이 책을 통해 무엇이 RNA인지, 보다 정확하게는 mRNA, 즉 코비드를 막는 백신으로 소개된 그 약물에 대해 알게 될 것이다.

자, 준비되셨나?

알렉상드라 앙리옹 코드

차례

mRNA 백신은 약속을 이행했나?

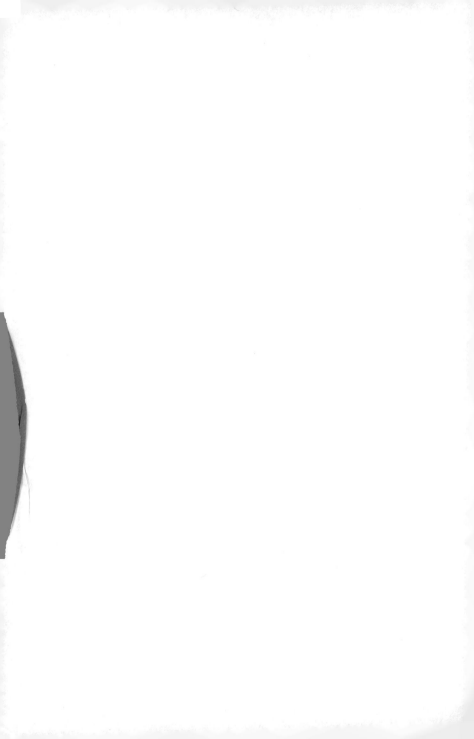

코비드가 처음 등장했을 때, 세상이 공포에 휩싸였었다고 말하는 것은 지극히 완곡한 표현일 것이다. 전 세계 모든 텔레비전 채널들이 오로지 코비드만을 말했다. 라디오들 역시 꼬리에 꼬리를 물고 온통 이 얘기뿐이었으며, 지구촌 전체의 신문들도 이 한 가지 주제만을 다루었다. 2020년 6월 13일자 《주르날 드 디망슈(*Journal De Dimanche*)》의 보도가 이러한 현실을 간단하게 요약해주고 있다. "지난 3월 1일부터 프랑스 언론에 게재된 코비드 관련 기사는 100만 건이 넘는다."[1] 보건 위기 초기 3개월 동안에만 수백만 시간의 안테나가 온전히 코비드라는 주제에 바쳐졌다. 지구촌 전체가 급

격한 위기감에 휩싸였다. 우린 무엇을 기다렸던 것일까? 물론 그것은 위험에서 탈출하는 일이었을 것이다. 백신이 바로 그 역할을 했다. 각국 정부들은 우리를 위험에서 구해줄 해법이 곧 백신이라고 발표했다. 백신이 우리에게 희망을 준 것은 사실이다.

코비드의 핵심 피해자였던 많은 노인들이 수개월간의 공포와 고립을 겪은 후에 기꺼이 백신을 맞았다. 취약한 건강 상태에 있던 사람들 역시 백신에서 생존을 위한 희망을 보았다.

팬데믹 초기였던 2020년 2월 11일, 세계보건기구(WHO)는 다음과 같은 로드맵을 회원국들에 전달했고,[2] 여기엔 각국 과학자들에게 보내는 요구 사항이 담겨 있었다.

—하나, 연구에 박차를 가할 것. 꺼지지 않는 빛의 속도로 백신을 찾아낼 것.

—둘, 백신이 만들어지면, 백신 접종 후 발발할 수 있는 질병의 위험에 대해 연구할 것.

—셋, 백신의 효과를 측정할 수 있는 테스트를 조속히 만들어낼 것.

그리하여 각국은 제약사들과 협력하여 해답을 찾아냈다. 첫 번째 목표가 설정된 시간으로부터 최초의 백신이, 정확히 말하자면 미국에서 투입되기까지 딱 10개월이 걸렸다. 전 세계 제약업계가 코비드에 맞설 백신을 연구하고, 찾아내고, 개발하고, 백신을 주사하는 데 보여준 신속함은 경이로운 수준이었다.

모더나의 경우, 잠시도 지체하지 않았다. "2020년 1월 11일, 중국 과학자들이 인터넷에 해당 바이러스의 게놈• 염기서열을 발표했을 때, 미국 매사추세츠주의 케임브리지에 있던 모더나 연구팀은 48시간 내에 준비될 수 있는 백신의 모델을 갖춘 상태였다"[3] 라고 모더나 측은 밝혔다.

이와 같은 내용은 2020년 5월 8일 《포브스》를 통해 전해졌다. 무용담은 여기서 그치지 않는다. 모더나는 해당 백신의 공식을 찾아낸 지 불과 42일 만에 첫 번째 후보 백신의 샘플을 보냈다고 전해진다. 다시 말하자면 모더나 연구팀이 코비드에 맞설 백신 공식을 이틀 만에 찾아낸 뒤, 다시

● 한 생명체가 생명 현상을 유지하는 데 필요한 유전 물질의 집합체를 가리키며, 유전자(gene)와 세포핵 속에 있는 염색체(chromosome)의 합성어다.(본문의 주는 모두 역주이다.)

42일 만에 최종적인 상품을 개발했다는 이야기다.

거의 완벽한 동시성을 바이오엔텍(BioNTech)의 사례가 보여준다. 바이오엔텍의 공동 창업자 우구르 사힌(Ugur Sahin)은 2020년 1월 25일 '단 몇 시간' 만에 코로나 백신 공식을 찾아냈다! 이 소식은《월스트리트 저널》의 팟캐스트를 통해 세상에 전해졌고, 바이오엔텍의 대변인은《비즈니스 인사이더(Business Insider)》[4]를 통해 이러한 사실을 확인해주었다. 또 한 번 제약업계의 전례 없는 신속성과 효율성이 입증되었다.

이렇게 해서 mRNA 백신은 사람들을 절망에서 구할 수 있었다. 요구된 약속을 백신이 모두 지켰더라면. 하지만 현실은 그렇지 못했다.

우린 이런 말들을 들었다.

"희망이 바로 여기 있습니다, 바로 이 백신 속에."[5] (에마뉘엘 마크롱, 프랑스 대통령, 2020년 12월 31일)

"며칠 전부터 희망은 그 구체적 얼굴을 가지게 되었습니다. 첫 번째 백신이 등장했습니다."[6] (앙겔라 메르켈, 독일 총리, 2020년 12월 31일)

"이것은 자유의 문제도, 개인의 선택의 문제도 아닙니다. 이는 여러분과 여러분 주변 사람들 모두를 지키기 위한 것입니다."[7] (조 바이든, 미국 대통령, 2021년 9월 9일)

"팬데믹의 전파는 백신을 통해서만 막을 수 있습니다."[8] (블라디미르 푸틴, 러시아 대통령, 2021년 6월 30일)

"백신을 맞지 말라고 호소하는 것은 죽음을 호소하는 것과 같습니다. 백신을 맞지 않으면 우리는 병에 걸릴 것이고, 죽을 것입니다. 심지어 우리는 타인을 죽이게 될 것입니다. 백신을 맞지 않으면 우린 병에 걸리고, 타인에게 병을 전염시켜 타인이 죽게 됩니다."[9] (마리오 드라기, 이탈리아 총리, 2021년 7월 22일)

세상의 모든 대통령들과 총리, 보건부 장관들은 우리에게 백신만이 우리의 구세주라고 집요하게 반복적으로 말해왔다. 정말 그런가?

백신이 전염병을 멈췄는가? 아니다.

백신이 코비드 감염을 막았는가? 아니다.

백신이 코비드 재감염을 막았는가? 아니다.

백신이 타인에게 코비드가 전파되는 것을 막았는가? 아

니다.

백신이 코비드 때문에 사람이 죽는 것을 막아주었는가?
아니다.

결코 아니다. 백신은 전염병을 전혀 막지 못했다. 그리하
여 2023년 1월 10일 현재, 전 세계에는 여전히 29만 6,936
명의 새로운 코비드 확진자가 집계되고 있다.

백신은 코비드에 걸리는 것을 막아주지도 않았다. 백신
을 맞은 사람들은 코비드에 한 번, 두 번 그리고 또 여러 번
걸리곤 했다. 2021년 말《사이언스(Science)》에 실린 연구가
이러한 사실을 입증해준다. 미국 보건부가 2021년 2월부터
10월 사이 78만 명의 은퇴자들을 조사한 결과, 백신의 보호
기능은 평균 86.9%에서 43.3%로 떨어졌다.[10] 세계보건기구
사무총장이 2021년 11월 23일 이렇게 선언한 것은 당연한
일이었다. "당신이 백신을 맞았더라도, 당신은 코로나에 다
시 걸릴 수 있습니다."[11]

게다가 각국 정상들이 바로 이 사실을 잘 입증해주었다.
폴란드 대통령 안제이 두다(Andrzej Duda)는 백신을 맞았지
만 2022년 1월 두 번째로 코로나 확진자가 되었다. 멕시코
대통령 안드레스 마누엘 로페스 오브라도르(Andrés Manuel

López Obrador)도 2022년 1월 확진자가 되었다. 영국의 국왕 찰스 1세는 2022년 2월에, 모나코의 왕자 알베르 2세는 2022년 4월에 확진자가 되었다. 캐나다 총리 쥐스탱 트뤼도와 브라질 대통령 룰라는 2022년 6월에 확진되었다. 조 바이든 미국 대통령도 2022년 7월, 확진자 대열에 합류했다……. 이들은 모두 백신을 맞은 자들이었다. 리스트는 이쯤에서 줄일까 한다. 백신이 지키지 못한 또 다른 약속들을 추적하기 위해.

백신은 타인에게 바이러스가 전파되는 것을 막는 일도 실패했다. 2022년 6월,《뉴잉글랜드 의학 저널(NEJM, *New England Journal of Medicine*)》에 실린 최근 연구는 백신 비접종자와 백신 1차 접종자, 백신 2차 접종자를 비교한 결과를 보여주고 있다. "우리는 참가자들 사이에서 바이러스 전파의 평균 기간에 관한 의미 있는 차이를 발견하지 못했다."[12] 다시 말해 백신을 맞았건 맞지 않았건, 그리고 한 번을 맞았건 두 번을 맞았건, 당신이 바이러스에 감염되었다면, 당신은 그것을 남에게 전파할 수 있다는 얘기다.

한 걸음 더 나아가보자.《유럽 전염병 저널(*European Journal of Epidemiology*)》에 실린 하버드 대학 연구팀의 논문에 따르면, 코비드 확진의 증가는 백신 접종 비율과 아무런 상관관계도 보여주지 않는다. 이 연구팀이 68개국의 사례를 분석하여 밝혀낸 사실이다.[13] 이스라엘, 포르투갈, 아이슬란드는 인구의 60~75%가 2차까지 접종을 마친 나라들이다. 하지만 바로 이 나라들에서 인구 100만 명당 가장 많은 코비드 확진자들이 나왔다. 이 연구는 2021년 9월 30일자로 발표되었다는 사실을 분명히 해두고자 한다. 즉 새로운 변종들이 나오기 전에 밝혀진 결과다. 이후 생겨난 변종들은 이 같은 경향을 더욱 두드러지게 보여주었을 뿐이다.

2022년 9월 《뉴잉글랜드 의학 저널》에 실린, 남아프리카공화국에서 진행된 연구 결과는 오미크론이 유행했을 때 2차 접종이든 3차 접종이든 백신은 어떤 효과도 발휘하지 못했음을 잘 보여주고 있다. 백신 접종은 코로나 감염자들의 입원,[14] 즉 중증으로 번지는 사태를 전혀 막지 못했다.

그리고 우리가 당연히 기대했던 또 다른 약속들, 하지만 결코 진술된 적 없는 약속들이 있다. 사람을 죽지 않게 한다는, 사람의 인생을 송두리째 짓밟아버릴 심각한 부작용을 일으키지 않겠다는 그 약속 말이다. 이것은 해를 끼치지 말라고 했던 그 유명한 히포크라테스의 원칙이기도 하다. 또한 백신을 만든 모든 이들이 마땅히 지켰을 것으로 여긴 원칙이다.

하지만 화이자의 백신 관련 자료들이 75년(과 4개월)이 지난 후에야 모두 공개될 수 있다는 사실을 접했을 때, 그들의 약속은 매우 다른 것임을 우리는 알았다. 우린 화이자의 임상 시험이 진행되는 3개월 동안, 매일 14명의 사망자가 발생했음을 알게 되었다. 2020년 12월 1일부터 2021년 2월 28일까지 정확히 1,223명이 죽었으며 15만 8,893건의 부작용이 보고되었다는 사실을 확인할 수 있었다.[15]

물론 우리는 여러 보건 당국의 서로 다른 통계들에서도 이 같은 내용을 확인할 수 있었다. 프랑스의 국립의약품안전국(ANSM), 미국의 백신 부작용 보고 체계(VAERS), 유럽연합의 의약품 부작용 보고 시스템(Eudravigilance), 영국의 옐로카드, 오스트레일리아의 부작용 통보 데이터베이스(DAEN), 세계보건기구(WHO)의 VigiBase/VigiAccess 등 어디서든, 우리는 극도로 걱정스러운 수의 백신 부작용과 백신 사망자 수를 확인할 수 있었다.

미국의 VAERS에 신고된 지난 10년치 자료들에 근거하면, 코비드 백신으로 인한 사망자 수는 예년에 비해 48배나 더 많이 집계되었다. 세계보건기구의 VigiAccess에 따르면, 코비드 백신이 한 해 동안 일으킨 부작용은 지난 5년간 독감 백신이 일으킨 부작용의 10배에 이른다. 2022년 9월 현재, 세계보건기구에는 모두 "1100만 건이 넘는 코비드 백신 부작용 보고서와 7만 명이 넘는 백신 사망자"가 보고된 상태다.[16]

2022년 9월 9일자 미국의 VAERS 사이트에 보고된 코비드 백신 부작용 자료 가운데 중증 사례만 살펴보겠다. 사망자가 3만 명을 넘어섰으며, 17만 7,000명이 입원했고, 13만 5,200명이 응급실에 실려왔으며, 1만 명 이상이 아나필락시스 쇼크 상태로 보고되었다. 5만 8,000명이 영구적인 불구 상태에 이르렀고, 5만 2,000명이 심근염을 앓고 있으며, 3만 4,000명이 죽음에 임박해 있다. 4만 4,700명이 심각한 알레르기 반응을 보이며, 1만 6,000명은 심장 발작을 일으켰고, 1만 5,000명은 대상포진을 앓고 있으며, 혈소판 감소성 혈전증을 앓는 사람이 9,000여 명, 그리고 5,000여 명이 유산을 했다. 이 모든 자료에서 코비드 백신과의 연관성이 드러난 상태다.[17]

아무도 이 문제를 거론하지 않고 있지만, 세계보건기구

의 VigiAccess 데이터가 보여주는 바로는, 코비드 백신의 핵심 희생자들이 여성임을 알 수 있다. 여성 피해자는 전체의 3분의 2에 달한다. 또 피해자 중 절반이 유럽인들이다. 게다가 18세에서 44세에 이르는 젊은 층이 전체 희생자 중 40%에 이른다. 이들은 코비드에 감염되어도 별다른 위험이 없는 계층이었다.[18]

지금도 백신 접종 후 발생한 질병과 사망 사례를 뒷받침하는 수천 건의 기사들이 나오고 있다.

이 기사들은 또한 백신 접종자들에게서 나타나는 면역 반응의 붕괴와, 2022년 6월 《랜싯(Lancet)》에 실린 내용처럼 백신 접종자들이 처한 부스터 접종 위험에 대해서도 경종을 울리고 있는 상황이다. 다음은 《바이러스학 저널(Virology Journal)》에 한 연구자가 쓴 글이다. "최근에 《랜싯》은 코비드19 백신의 효과와 시간이 지난 후 약화된 접종자들의 면역력에 대한 논문을 실었다. 이 논문은 코로나 백신을 2차까지 맞은 사람들의 접종 8개월 뒤의 면역 기능이 백신을 맞지 않은 사람보다 낮아졌음을 입증하고 있다."[19] 그는 이렇게 말을 이어갔다. "유럽 의약품청의 권고에 따르면, 코비드19 백신의 빈번한 부스터 접종은 면역 반응에 부정적인 영향을 미칠 수 있다. (……) 안전상의 이유로 더 이상의 추가 부스터 접종은 중단되어야 한다. 결론적으로 코비드19 백신은 중증 질환을 앓고 있는 사람들에게 중대한 위험 요소다." 즉 백신 접종자들은 면역 반응에 대한 문제와 접종 반복에 따른 위험의 소지를 갖고 있으며, 백신은 취약한 건강 상태에 있는 사람들에게 그 자체로 위험할 수 있다는 얘기다.

2022년 7월 12일, 《영국 의학 저널(BMJ, *British Medical Journal*)》에는 두 과학자 그룹이 모더나와 화이자의 대표들에게 두 회사가 코로나19 백신 제조 과정에서 사용한 프로토콜만 아니라, 그 과정에서 생성된 임상 시험 자료를 공개하라는 요구가 실렸다. 이 과학자들은 특히, 자신들이 갖고 있는 정보에 따르면, 화이자와 모더나 백신은 800명당 1명 꼴로 심각한 부작용을 일으키는 만큼 절대적으로 위험을 증가시킨다는 우려를 드러냈다.[20]

2022년 8월 31일에는 성인들에게서 나타난 코로나19 백신의 심각한 부작용에 대한 연구가 잡지 《백신(*Vaccine*)》에 게재되었다.[21] 이 연구를 위해 연구자들은 자신들이 가지고 있는 자체 데이터가 아니라, WHO 산하에 있는 브라이턴 컬래버레이션(Brighton Collaboration)의 부작용 리스트를 근거로 삼았다. 두 개의 결합된 연구에서, 백신 접종자들은 플라세보 그룹에 비해 16% 더 높은 비율로 심각한 부작용을 보인다는 사실이 처음으로 분명하게 드러났다. 모더나 백신 연구에서는 1만 명당 15명의 백신 접종 참여자들이 심각한 부작용을 보였고, 화이자-바이오엔텍 백신은 그 위험이 1만 명당 10명으로 나타났다. 이 모든 것은 "백신에 대한 긴급 허가가 나올 당시에 임상 시험 결과가 드러낸 이익과 위험의 관계 보고서는 부정적이었음을, 즉 백신이 가져다주는 이득보다, 백신이 초래할 심각한 부작용의 위험이 더 컸음"을 의미한다.

여러분은 이 연구에 관한 링크를 다른 모든 인용된 연구들의 경우와 마찬가지로, 이 책의 끝에 달린 주석에서 찾아볼 수 있다.

이 연구는 독일에서 심각한 소란을 야기했고, 2022년 9월 9일, 베를린의 유력 일간지 《베를리너 차이퉁(Berliner Zeitung)》은 뮌스터 대학의 석좌교수이자 전염병 학자인 울리히 카일(Ulrich Keil) 박사에게 인터뷰를 청했다. 그는 인터뷰에서 이렇게 말했다. "우리는 코비드19의 mRNA 백신이 압도적으로 위험을 높인다는 사실을 확인했습니다."[22]

2022년 9월 12일, 또 다른 연구 논문은 코로나19 백신이 코로나 바이러스보다 98배가량 더 위험할 수 있다는 사실을 입증했다. 하버드 대학과 존스홉킨스 대학의 과학자들이 진행하고, 소셜 사이언스 리서치 네트워크(SSRN)에 게재된 이 연구는 18세에서 29세에 이르는 청년층을 대상으로 실시되었으며, 미국 질병통제예방센터(CDC)의 데이터와 두 대학의 연구소가 확보한 자료를 바탕으로 진행되었다. 이 연구는 강제적인 부스터 접종이 다음과 같은 피해를 유발할 수 있다고 지적한다. "코로나에 감염된 적이 없는 젊은 세대 가운데 한 명의 코로나 입원 환자를 줄이기 위해, 우리는 18~98건에 이르는 심각한 부작용을 감당해야 했다."[23] 그중에서도 특히 심근염이 눈에 띄는 부작용 사례다.

연구진은 백신이 유발하는 이 같은 피해는 "공중 보건 차원의 이점으로 상쇄될 수준이 아니었다"라고 판단했다. 또한 "이러한 부작용 피해와 개인의 자유에 대한 제한은 (……) 부적절했으며, 윤리적으로 정당화될 수 없는 것"이었다고 간주했다.

백신이 얼마나 폭넓은 부작용들을 일으켰는지 살펴보자.

WHO와 파트너십 관계에 있는 브라이턴 컬래버레이션이 제공한 코로나 mRNA 백신의 부작용 리스트다.[24]

—혈액 장애, 특히 신체 내외부에서의 출혈, 혈소판 감소증, 혈액응고증, 혈전증, 혈전색증, 뇌졸중 등

—면역 장애, 백신으로 인해 심각한 증상으로 이어질 수 있는 아나필락시스 쇼크, 아이들에게 자주 나타나는 다기관 염증 증후군

—급성 호흡 곤란 증후군과 같은 폐 질환

—심낭염, 심근염, 부정맥, 심부전증, 심근 경색 등의 심장 장애

—신장 기능 손상과 급성 간염

—신경 장애: 급성 파종성 뇌척수염, 길랭·바레 증후군, 밀러·피셔 증후군, 무균성 수막염, 수막뇌염, 전신 경련, 안면 신경 마비, 후각 상실증, 미각 상실증

—피부 질환: 홍반증, 탈모증, 동창상 병변, 피부혈관염 등

이 리스트는 "새로운 증거들이 나타나면서 계속 추가될" 가능성이 높다.

이 모든 질병들 하나하나를 자세히 거론하고 싶지만, 시간과 공포의 감정을 절약하기 위해 그중 일부만 다루고자 한다.

첫 번째로 월경 장애는 백신을 맞은 여성들의 일상에서 중요한 문제로 대두되었다. 백신을 맞은 (1차 혹은 2차, 3차까지) 여성들의 10~65%가 이 같은 문제를 겪고 있다고 이스라엘 보건부와 이탈리아 잡지《오픈 의학(Open Medecine)》 2022년 2월호[25]에 실린 연구 결과는 밝히고 있다.

12세에서 39세 사이의 남성들이 맞은 mRNA 백신 횟수와 이들에게서 나타난 심낭염, 심근염의 연관 관계도 드러났다. 이 부분에 대한 상관관계는 미국(2022년 1월), 북유럽(2022년 4월), 이스라엘(2022년 4월) 등 여러 집단에서 선명하게 입증된 바 있다.

미국과 북유럽에서의 결과는《미국 의사협회 저널(JAMA, Journal of the American Medical Association)》에, 이스라엘에서 보고된 결과는《네이처(Nature)》에 각각 게재되었다.[26] 심낭염, 심근염에 대한 위험은 백신 접종 횟수뿐 아니라, 나이에 따라서도 점점 증가했다. 예를 들어 12세부터 15세 아이들 중에서 화이자 백신을 두 차례 접종받은 아이는 접종받지 않은 아이와 비교했을 때, 심근염에 걸릴 확률이 133배나 증가했다.

또 다른 심각한 백신 부작용은 신경 계통의 문제들이다. 코로나19 백신 부작용의 공식 데이터베이스에서 가장 자주 보고되는 것은 신경증에서 신경 변성, 치매에 이르는 신경계 관련 질환이다. 세계보건기구의 관련 데이터 베이스인 VigiAccess에는 170만 명이 백신 부작용으로 인한 신경성 질환을 앓고 있는 것으로 보고되고 있다.[27] 뇌졸중이나 뇌동맥 혈전과 같은 뇌혈관 질환들, 알츠하이머 같은 인지·기억 장애, 감각 이상, 안면 마비, 간질, 경련과 같은 말초 신경병증 장애, 길랭·바레 증후군, 횡단 척수염과 같은 면역학적 신경병증 등이 관련 질환들에 속한다.

매우 심각한 질환인 염증성 탈수초성 다발성 신경병증에 대한 연구에서는 환자의 8.5%가 코비드 백신을 맞고 몇 개월 안에 이 질환의 첫 번째 증상을 드러낸 것으로 확인되었다.[28] 백신의 신경 질환 관련 부작용에 대한 상관관계를 입증하는 또 다른 연구가 2021년 5월에 《스칸디나비카 신경학회지(*Acta Neurologica Scandinavica*)》에 실렸고, 2021년 6월에는 미국의 과학 잡지 《큐어스(*Cureus*)》에도 새로운 연구가 발표되었다.

2021년 9월 4일에는 《신경학 저널(*Journal of Neurology*)》에 신경 계통의 백신 부작용을 다룬 논문이 실렸으며, 2022년 11월 11일에는 연구 대상 환자의 57%가 백신 접종 직후 신경 질환을 겪기 시작했음을 보여주는 또 다른 연구가 발표되었다.[29] 이후 비슷한 내용을 입증하는 많은 연구 발표가 이어졌다.

그래서 나는 mRNA 백신 공급자들의 사이트를 방문했다. 그들이 이 같은 백신 부작용 리스트에 대한 접근을 허용하고 있는지를 확인해보기 위해서였다. 화이자 사이트에서 부작용 리스트를 제시하도록 되어 있는 페이지에 도착하여,[30] 클릭했더니 다른 사이트로 이어졌다. 그 새로운 페이지에서는 가입 등록을 해야 했다. 가입 등록을 했지만, 원하는 링크는 여전히 나타나지 않았다. 나는 내 컴퓨터에 문제가 있을지 모른다고 생각하여, 다른 사람들에게 화이자 사이트에서 같은 요청을 해달라고 부탁했다. 모든 사람들이 같은 결과에 도달했다. 화이자의 백신 부작용 리스트는 접근이 불가능했다.

화이자 사이트에서 잠시 머물며 탐색하는 동안, 나는 홍미로운 또 다른 정보를 발견했다. 각 페이지마다 이렇게 적힌 배너가 나타나는 것이었다.

"백신은 그것을 맞은 사람들에게 완전한 보호를 제공하지 않습니다. 백신은 감염을 치료하거나 합병증을 줄이지도 않습니다."

이 말을 요약하면, 이 백신으로 우리가 완벽하게 보호되지 않는다는 말이다. 하지만 무릇 백신이란 그래야 하는 것이다! 백신이 감염을 막지도 않고, 증상이 악화되는 것을 막지도 않는다? 우린 한 가지 질문을 던질 수밖에 없다. 그렇다면 이 백신은 무엇을 할 수 있나?

나는 화이자 사이트에 머무르며 탐색을 이어갔다. 화이자는 "왜 나는 백신을 맞아야 하는가?"[31]라는 질문과 함께 아래의 답을 제시하고 있었다.

"1. 나 자신을 보호하기 위해, 그리고 우리가 속한 공동체에서 내 몫의 역할을 하기 위해." 하지만 사이트 배너에 쓰여 있는 바에 따르면, 백신은 접종자를 보호하지 않는다고 하지 않았던가?

"2. 대부분의 부작용은 일반적인 경우 가볍거나 대단치 않은 수준이며 단기간 지속된다." 퍽이나 안심되는 말이다. 그렇지 않은가? '일반적인 경우'라니?

바로 이것이 백신 제조사의 관점에서 본 백신의 안정성에 대한 자료다. 자국민에게 백신을 접종한 국가의 정부들이 이 목록을 보지 않기로 결정했다고 가정할 수도 있다. 그다지 놀라운 일은 아니다. 각국은 백신 접종 초기부터 백신의 안전성과 관련한 자국의 자료들을 수집하기 때문이다. 적어도 그것이 우리가 바라는 일이다. 하지만 그 무엇도 정부가 그 일을 하고 있음을 입증해주지는 않는다. 현실적으로 관련 자료를 찾는 것은 거의 불가능하다. 일반 대중들뿐아니라 나 같은 연구자들에게까지도 백신 접종의 안전성에 관한 자료들은 봉쇄되어 있다.

좀 더 정확히 얘기하자면, 2~3개 국가의 정부는 이 문제에 손을 대는 데 성공했다. 스코틀랜드는 한동안 이 정보들을 공개해왔으나, 어느 순간 중단했다. 백신 반대자들에게 정보를 제공하지 않기 위해서다.[32]

미국도 정보를 공개했다. 그들의 방식대로. 미국 질병통제예방센터(CDC), 즉 질병에 대한 국가의 통제와 연구, 예방을 연구하는 공공 기관의 대표 로셸 월렌스키(Rochelle Walensky)가 2021년부터 백신의 안전을 감시해왔다고 공언한 것은 사실이 아니었음을 공개적으로 인정한 바 있다. 실제론 2022년 3월부터 그들은 백신 안전 관리를 시작했다.[33]

덴마크 정부는 2022년 9월 13일부터 50세 이하의 사람들에게 백신 접종을 더 이상 권하지 않는다고 밝혔다.[34] 그런가 하면 스웨덴은 18세 이하의 아이들에게 2022년 11월 1일부터 더 이상 백신을 권장하지 않는다.[35] 2022년 9월 초부터 영국 정부가 12세에서 15세 사이의 아이들에게 백신을 권장하지 않는 것과 마찬가지다.[36]

혹시 백신이 부족해서? 그렇지 않다. 각 정부가 주문한 백신 양을 보자면, 현실은 정반대다. 그렇다면 그들이 청소년들에게 백신의 위험이 백신의 이익보다 더 크다는 사실을 알았기 때문일까? 그렇게 믿을 수밖에……. 청소년 특히 어린이들에 대한 백신 접종 문제를 들여다보기에 앞서, 먼저 RNA가 무엇인지에 대해 좀 더 자세히 알아보고자 한다. 바로 이것이 우리를 구한다는 명목으로 우리 모두에게 주사한 분자이기 때문이다.

제2장

RNA란 무엇인가?

이 책의 책장을 넘기는 동안, 여러분은 리보핵산(RNA, RiboNucleic Acide)이 무엇인지 알게 될 것이다. 복잡한 주제라고 생각되시나? 전혀 그렇지 않다. 과학은 다른 분야와 마찬가지로 단순한 어휘로 설명될 수 있다. 이것이 바로 내가 하고자 하는 일이다. 하지만 이 물질을 이해하는 것은 전혀 사소한 일이 아니다. 오히려 다음 질문에 답하기 위해 알아야 할 핵심적인 내용이라 할 수 있다. RNA로 만들어진 백신을 맞는 것은 현명한 생각이었을까? 다시 말하자면, '마법사 견습생'들의 실습에 실험 대상으로 참여한 일은 잘한 일이었을까?

RNA는 천 개의 얼굴을 가진 분자다. 그것은 반바지인 동시에 셔츠이고, 외투이자 손수건이며 행주다. RNA는 또한 고기를 만드는 식물이다. 오케스트라의 지휘자인 동시에 연주자이며 때론 청중이다. 그것은 문장이자, 단어이며, 침묵이기도 하고, 불꽃놀이이며, 러시아 인형 마트료시카이자 땜질이다. RNA는 또한 〈스타워즈〉에 나오는 요다처럼 지혜로운 스승이다. 대체 무슨 말인지 모르시겠다고? 조금만 더 인내심을 가지시라. 책장을 넘기는 동안 이 모든 이미지들은 조금씩 그 놀라운 면모들을 드러낼 터이니.

분자는 생명의 기초이며, 우리 신체의 기초 단위다.

바로 이 분자들로 인간의 몸은 이뤄졌으며, 고양이, 사과, 식물 등도 마찬가지다. DNA와 RNA는 우리의 신체 내에 살고 있는 수십억 개의 분자들에 속한다. 내가 '수십억'이라고 말했지만, 이는 현실에 사실상 못 미치는 표현이다. 우리의 신체는 '1억조(mille quadrilliard)' 개의 분자로 구성되어 있기 때문이다.

우리의 몸은 DNA와 RNA 그리고 단백질로 이루어져 있다. 그것들이 우리의 신체를 만드는 주재료들이다. 이것들은 우리의 부모들을 구성하는 요소였고, 그들의 조상들을 구성하는 것이기도 했다.

우리의 존재는 아버지와 어머니의 DNA 결합이 낳은 산물이다. 여기에 어머니와 아버지로부터 받은 RNA 보따리를 더하고 한 무더기의 단백질 더미도 추가하면 세포를 구성하는 내용물이 된다. 바로 여기서부터 우리는 모든 세포에 생명을 부여할 또 다른 RNA와 또 다른 단백질을 창조할 수 있으며, DNA는 여기에 질서와 규칙들을 부여한다.

각각의 사람들은 온전히 고유한 결합의 산물이다. 바로 이러한 고유성이 그가 형제와 자매를 가졌다 해도, 그들이 나의 복제품이 아닌 현실을 설명해준다. 하지만 그들은 내 아버지와 어머니에게서 받은 DNA로 만들어진 존재임이 틀림없다. 바로 여기에 나를 끊임없이 경이롭게 만드는 원천이 있다. 내가 가졌던 모든 만남에서, 나는 내가 누리는 이 행운을 표해왔다. 사람과 마주치고, 그 사람과 얘기하고, 그를 알아가는 경이로운 행운을.

그중 어떤 사람은 호감 가는 존재가 아니었다 해도 그들 모두 유일한 존재이기 때문이다. 인류 역사를 통틀어 그 사람과 동일한 인물은 존재한 적이 없고, 앞으로도 결코 없으리라는 사실을 우린 확신할 수 있다.

우리가 가진 이런 고유한 정체성, 우리만의 특이함은 모두 DNA와 RNA에서 비롯된 것이다. 현재까지 인류가 터득한 지식에 따르면, 이 분자들은 우리의 온전한 몸을 형성하고 일생을 살아가도록 하는 모든 프로그램을 지닌 유일한 장치다. 바로 이 두 가지가 우리의 몸을 작동시키고, 자손을 생산하는 일에서 핵심적인 역할을 하는 것이다.

이 둘의 유사성을 살펴보았으니, 이제는 차이점을 살펴보고자 한다.

1. 일단 외관상으로 RNA와 DNA는 같은 모습을 하고 있지 않다. RNA는 하나의 체인으로 된 분자다. 흔히 단일 가닥으로 되어 있다고 말한다(종종 두 개의 가닥이 서로 붙어 있는 모습도 있지만). 반면 DNA는 이중 가닥으로 되어 있다.

2. DNA와 RNA는 (대부분) 당으로 구성되어 있다. 당 가운데 가장 널리 알려진 포도당(글루코스)이 아니라 리보스(ribose)가 주성분이다. DNA의 경우, 산소 원자 하나가 적게 들어가 있기 때문에, 산소 결핍 리보스라는 의미에서 데옥시리보스(Dés-oxy-ribose)라고 부른다. 바로 이러한 차이에서 DNA에 대한 '데옥시리보핵산'이란 이름과 RNA에 대한

'리보핵산'이란 각각의 이름이 파생되었다.

3. 그들은 각자 자신의 언어로 말한다. 그들의 언어가 상당히 가깝고 상호 보완적이지만, 그럼에도 불구하고 분명히 구별된다. 여기서 곧 간단히 설명드리겠다.

4. DNA는 안정적인 반면, RNA는 불안정하고, 따라서 취약하다. 이 취약성은 한편으론 단일 가닥으로 형성된 구조적 원인으로 설명되는데, 이러저러한 RNA에 대한 우리의 요구가, 우리를 둘러싼 것들에 따라 끊임없이 진화하기 때문이다. 매 순간 우리의 필요에 따라, 이러저러한 RNA는 분해될 것이다.

5. DNA는 언제나 세포핵 내부와 미토콘드리아 안에 들어 있다. 이는 각각 유전자의 안전 금고와 세포의 에너지 발전소 역할을 하는 곳이다. 반면 RNA는 완전히 자유롭게 이동한다. 우리 몸 내부뿐만 아니라 지구 위를. 정말 아무 데나 다닌다.

6. 결정적으로 그들은 같은 역할을 하지 않는다. RNA는 조정을 하고, DNA는 저장을 한다. RNA는 자유롭게 다니는 존재여서, 그런 역할이 타당해 보일 것이다.

이 조정자 역할을 하기 위해 RNA는 모든 신체 시스템과 소통한다. DNA 및 단백질과 통할 뿐 아니라, 같은 RNA 패밀리 집단 내에서도 원활한 소통이 이뤄진다.

이 모든 개념들을 통합적으로 설명하기 위해 컴퓨터를 예로 들어보겠다. 컴퓨터에는 하드 디스크가 있다. 인체에선 DNA가 하드 디스크 역할을 한다. 컴퓨터에는 우리가 보는 모든 것이 있고, 우리가 사용하는 것들이 있다. 버튼 키, 키보드, 마이크 등. 이것들은 인체로 치자면 단백질에 해당한다. 그리고 DNA와 단백질 사이에 있는 것이 RNA다. 달리 말하자면, 모든 것들을 연결해주는 땜질 역할, 컴퓨터의 모든 요소들을 연결시켜주는 것이 RNA다.

다만 인간의 신체 내에선 땜질이 아니라 조절의 역할이 필요하다는 점이 다를 뿐이다. 이 역할은 우리를 둘러싸고 벌어지는 모든 일에 맞서 대응하게 해준다. 바로 RNA가 모든 조절의 역할을 수행한다. 우리가 만나는 온갖 요소들에 적절하고 요긴하게 반응할 수 있도록 조절한다. 예를 들면 병균들, 음식들, 약물, 오염 물질 등. 그들이 적이건 친구이건 우리를 둘러싼 모든 것에 대응한다. 이렇게 해서 RNA는 우리의 몸이라는 기계를 작동하는 것이다.

컴퓨터가 돌아가려면 전기가 필요할 것이다. 우리 몸의 모든 세포 조직 내에는 미토콘드리아라고 불리는 작은 에너지 발전소들이 있다. 바로 그곳에서 우리의 에너지를 생산한다.

온전히 작동하기 위해선 이제 언어만 있으면 되는 우리의 컴퓨터로 다시 돌아가보자. 컴퓨터에서 사용되는 언어가 두 개의 숫자로 구성된 이진법 언어라면, 우리 몸의 언어는 네 개의 문자로 구성된 유전자 언어다. A(아데닌)·T(티민)·G(구아닌)·C(사이토신)가 DNA의 언어라면, A·U(우라실)·G·C는 RNA를 위한 언어다. 보시다시피 매우 유사하고, 보완적이다. DNA와 RNA는 이러한 문자 사이의 상호보완성으로 지퍼처럼 결합될 수 있다.

게다가 이 문자들은 160가지 화학적 변형이 가능한데, 이는 160가지 서로 다른 색상의 조명과도 비슷하다. 이러한 변형은 정자나 난자의 생성뿐 아니라 세포 내의 신호 전달을 위해서도 언제나 존재하며, 필수적인 것이다. 이처럼 많은 변형이 우리의 삶과 함께 리듬을 맞추며 살아왔다.

RNA는 수많은 형태로 자기 존재를 드러낸다는 사실을 기억해둘 필요가 있다. 그것은 또한 단단한 가닥의 형태나

나선형 혹은 고리처럼 나타날 수도 있다. RNA는 무궁무진한 모습의 다양한 형태를 가지고 있는데, RNA의 이러한 성질을 가리켜 RNA의 스트럭투롬(Structurome, 하나의 생물에 발현하는 모든 단백질의 입체 구조의 집합체)이라 부른다.

RNA는 상당한 대가족이다. 긴 게 있는가 하면 짧은 것도 있고, 원형을 그리는 것이 있는가 하면 또 다른 형태의 것들도 있다. 핵심 RNA들만 나열해보면 tRNA(운반 RNA), rRNA(리보솜 RNA), micro RNA(마이크로 RNA), siRNA(소간섭 RNA), shRNA(짧은 머리핀 RNA), piwiRNA(상호 작용 RNA), eRNA, IncRNA(비부호화 RNA), snRNA(작은 핵 RNA), snoRNA(소핵소체 RNA), scaRNA, 다른 RNA의 숙주 RNA, 리보자임, circRNA(원형 RNA), vt RNA, yRNA……

그리고 그 유명한 mRNA가 있다. 코비드가 시작된 이후, 두 시간마다 한 번씩 우리 귀에 들려왔던 메신저 RNA.

굳이 나머지 RNA의 리스트를 모두 열거할 필요는 없을 듯싶다. 중요한 것은 우리가 RNA를 건드리는 순간 매우 복잡한 지대 속으로, 때론 그 속에서 길을 잃을 수도 있는 끊임없이 이어지는 서랍 속으로 발을 내딛는 것임을 이해하는 일이다.

말이 나온 김에 가장 최근에 발견된 작은 RNA를 소개하고 넘어가고자 한다. 마이크로 RNA에 관한 얘기다. 우린 아직 이 녀석의 역할을 완전히 이해하지 못하지만, 매우 중요한 기능을 맡고 있다는 사실은 알고 있다. 왜일까? 암이나 또 다른 심각한 질병이 생겼을 때, 이 마이크로 RNA의 위치가 비정상적이기 때문이다. 이 지점에서 문제가 제기된다. 그들이 이 질병에 책임이 있는 걸까? 아니면 질병에 맞서 싸우고 있는 중일까? 그들은 우리에게 좋은 역할을 하는 걸까? 아니면 해를 끼치는 걸까?

이름에서 알 수 있듯이, 그들은 매우 작다. 20여 개 글자만으로 코딩할 수 있을 만큼 아주 작지만, 수십만 개의 유전자를 낚으러 가고, 그중에서 자신들이 조절해야 하는 하나의 유전자를 정확히 표적해내는 데 충분히 특화되어 있다. 바로 이 장기가 앞서 말한 유전자 언어의 상호 보완적 특징에 해당하는 대목이기도 하다.

한마디로 마이크로 RNA는 핵심 조절 장치다. 그 증거? 그들은 세포의 증식과 성장, 배아의 발달, 기관의 분화(예를 들면 하나의 세포가 어떤 것은 눈이 되고, 어떤 것은 심장이 되게 하는 일)를 조절, 통제한다. 그리고 세포의 사멸까지. 이보다 더 근본적인 역할을 담당하긴 어렵다.

　잠시 멈춰 서서 마이크로 RNA라는 서랍 중 하나를 열어, 그 안에 있는 보석 하나를 소개하고자 한다. 보석의 이름은 MitomiR이고, 각별히 소중한 마이크로 RNA다. 이것이 세포와 미토콘드리아를 연결해주는 역할을 하기 때문이다. 이것이 없으면 우리는 살아갈 수 없다. 이것은 우리 몸의 요구에 따라 끊임없이 우리의 신진대사를 조절한다. 나의 다음번 책 주제로 택하고 싶을 만큼, 미토콘드리아는 대단한 존재다. 미토콘드리아는 우리의 모든 운명을 담고 있다. 우리의 과거 흔적뿐 아니라 우리가 살고 있는 현재, 그리고 우리의 죽음에 대한 흔적까지 유전자 프로그램 속에 지니고 있다. 미토콘드리아에 다가가기 위해 MitomiR라는 연구하기도, 다루기도 쉬운 열쇠 꾸러미를 손에 넣는 것은 미토콘드리아에 대한 이해를 위해서나, 치료를 위해서나 멋진 일이 아닐 수 없다.

　이 이야기를 하는 것은 내가 MitomiR의 발견자라서거나 그것에 이름을 붙여준 사람으로서 모종의 자부심을 느끼기 때문이 아니다. MitomiR의 발견이야말로 엄청난 전망을 우리에게 열어주기 때문이다. 에너지가 필요한 곳(심장), 신

속한 결정이 필요한 곳(종양, 감염, 염증 등)에 MitomiR가 있다. 이들은 또한 SARS-CoV-2(코비드19) 감염에서 남성과 여성에게 나타난 차이점을 설명해줄 수도 있다.

모든 연구자들은 RNA가 우리의 미래에 많은 것을 약속하고 있다는 사실에 동의한다. 일부 RNA의 역할이 우리에게 해를 끼친다 해도, 우리는 그것을 표적 삼아 무력화시킬 수도 있기 때문이다.

우리가 RNA에 대한 지식을 한 걸음씩 넓혀갈 때마다, 우리에게 이익이 되는 방향으로 모든 것을 전환시키는 일이 가능하다고 본다. 그러나 여기서 내가 RNA에 대한 상세한 정보를 전하는 이유는, 나중에 미디어에서 RNA를 설명하면서 mRNA(백신에 사용되는)에 대해 완벽하게 알고 있다고 그들이 말하면 그것은 거짓말이라는 걸 여러분이 알아야 하기 때문이다.

수많은 형태의 RNA, 그들의 무궁무진한 능력, 그들의 다양한 변화, 그들의 복잡다단한 역할, 여기저기 흩어져 있다는 사실, 이런 모든 요소들은 우리가 RNA를 잘 안다고 말할 수 없게 만든다. 물론 우리는 RNA에 대한 정보들을 가지고 있다. 하지만 우리는 완벽하게 그것을 알지 못한다. 우리에게는 mRNA 백신이 우리 몸에 들어가 장기적으로 심지어는 중단기적으로도 어떤 일을 벌인다고 말할 권리가 없다.

일단 현재 상태에선, RNA에 대해 우리가 아는 것만 말씀드리고자 한다. RNA는 천재적이며, 명석하고, 경이롭고, 재능이 많은, 환상적인 분자다. 결론은 다음 장에서 밝혀질 것이다.

제3장

RNA, 천재적인 분자

RNA가 천재적인 분자임이 분명한 것은, 그 어떤 자연 물질도 할 수 없는 많은 약속들을 우리에게 해주기 때문이다. RNA는 모든 대응 능력의 집합체다. RNA가 없다면 DNA는 화석처럼 부동의 상태에 머물러 있어야 했을 것이고, 단백질들은 아무것도 만들어내지 못했을 것이다. RNA 덕분에 우리는 결합하고, 연결하고, 적응하며, 우리가 겪은 일에 대한 기억을 가질 수 있다. RNA의 경이로움은 1910년부터 2020년 사이에 16번의 노벨상이 RNA 연구에 바쳐졌다는 사실로도 입증된다. 그중 9번이 노벨 생리학·의학상이었고, 7번은 화학상이었다.[1]

RNA는 강력한 진단 도구

RNA는 환경에 매우 민감하며, 모든 조절 장치의 중심이다. 따라서 RNA로 측정되는 이상 징후는 수많은 질환에 대한 진단을 제공한다. 감염성 질환(예를 들면 바이러스의 RNA를 측정하여 코비드 감염 여부를 진단하는 PCR 테스트), 유전 질환, 신경 질환, 대사 질환, 암 등……. RNA는 병을 진단하게 해주는 도구다.

2017년 매사추세츠 공과대학(MIT) 연구팀은 유전적인 근육 장애를 가진 환자 50명의 RNA 유전자 배열 순서를 밝혔다.[2] 심층 유전자 검사에서도 그 어떤 돌연변이를 발견하지 못했으나, RNA에 대한 유전자 배열 순서 측정은 그중 3분의 1의 환자에게서 이전에 일찍이 발견하지 못했던 돌연변이를 식별할 수 있게 해주었다. 이 연구는 RNA가 지금껏 해결되지 못한 문제들에 대한 해답을 제시할 능력을 가졌음을 보여주는 사례다.

질병에 대한 진단은 혈액 검사를 해서 핏속 단백질을 통해 진행하는 것이 일반적이다. 그러나 근원적인 문제점들을 파악하기 위해서는 단백질보다 RNA를 통한 진단이 바람직하다. 단백질을 생산하려면 먼저 RNA가 존재해야 하기 때문이다. RNA를 파악함으로써, 우리는 질병의 결과로 나타난 증상보다 원인에 접근할 가능성을 높일 수 있다. 앞선 사례의 경우에는 장애의 원인이 근육에 있었다. 돌연변이가 근육에서 확인되었다는 사실은 이러한 돌연변이를 직접 표적으로 삼아 단순히 증상을 완화시키는 대신, 장애의 원인을 제거할 수 있는 가능성을 제공한다. 단순히 '결과로 나타난 증상'을 치료하는 것은 질병이 다시 나타날 위험을 방치한 채, 장판 아래로 먼지를 밀어 넣는 것과 같은 일이다.

어린이들을 공격하고 있는 급성 백혈병(혈액암)의 사례를 들어보자. 2021년 연구자들은 RNA를 통해 이 질병을 연구하고 있었다. 아이들로부터 1,500개의 샘플을 수집한 그들은, 거기에서 특정 RNA들이 있어선 안 될 곳에 모여 있는 것을 발견하고 깜짝 놀랐다.[3] 다행히 이 이상 징후는 우리가 치료법을 알고 있는 또 다른 종류의 암에서도 드러났기 때문에, 이 발견은 새로운 치료의 길을 제시해주었다. 이것은 RNA 연구를 통해 새로운 진단이 이뤄지고, 그것이 치료의 새로운 방법을 제시한다는 것을 입증하는 전형적 사례다.

침투성 없는 진단을 가능케 하는 RNA

나는 해를 끼칠 수 있는 진단이나 치료 방식을 좋아하지 않는다. 그래서 선택권이 있는 경우, 나는 혈액 검사나 체내 검사, 각종 주사는 피한다. 다음의 세 가지 이유에서다.

첫 번째는 선택권을 갖기 위해서다. 나는 언제나 환자가 고통을 피할 수 있는 방법을 선호한다.

두 번째는 진단을 위해서든 치료를 위해서든 우리 몸을 침해할 우려가 있는 행위는 결코 사소한 일이 아니기 때문이다. 이는 의학적 문제를 야기할 수 있으며, 우리 중 많은 사람들이 그 사실을 잘 알고 있다.

세 번째 이유는 한마디로 요약된다. 침.

우리의 침에는 우리 자신의 RNA뿐 아니라 병원균의 RNA도 들어 있다. 우린 타액을 통해 신체 어떤 부분에 대해서도 수많은 진단을 할 수 있다는 사실을 아시기 바란다.

인체 내의 세 가지 샘에서 나온 결과물인 침은 우리의 영양 상태와 스트레스 정도, 세포의 건강 상태를 반영해준다. 예를 들어 타액을 통해 암이나 알츠하이머 같은 신경계 질환의 초기 발병을 알 수 있다. 타액이 우리의 장과 폐에 있는 세균의 저장소 역할을 하기 때문이다. 타액은 약의 효과뿐 아니라 독성도 드러내준다. 바이러스에 감염되었을 때, 침은 곧바로 환자의 임상적 상태뿐 아니라 면역학적 반응, 심지어는 전염성까지 알려준다.

코비드 감염 여부를 탐지하기 위해 우리는 타액 검사보다 면봉을 코 깊숙이 인두(咽頭)까지 밀어 넣는 방법을 사용했는데, 그것은 좋은 생각이 아니었다.

그것은 사람들을 고통스럽게 할 뿐 아니라 자주 두통이나 출혈을 유발하고, 그 밖에도 비강을 통과한 이물질이 우리의 두뇌 입구를 두드려 "두개골 기저부의 앞부분을 공격할 수 있기 때문이다!"[4] 이는 프랑스 의학 아카데미가 2021년 4월 보도 자료에서 밝힌 내용이다.

이미 2020년 8월, 코비드 진단을 위해 채취한 타액을 통한 진단이 효과가 있다는 사실을 입증하는 메타 분석(관련 주제에 관해 존재하는 모든 과학적 출판물의 결과를 검토하는 것)이 나와 있었다는 사실을 안다면, 이러한 정보가 너무 늦은 것으로 보이겠지만[5] 이처럼 권위적인 기관이 결국 진실을 밝혔다는 사실을 위안으로 삼자. 늦게라도 말한 것이 결국 안 하는 것보단 나을 터이니!

오늘도 여전히 코비드와 관련해서 타액 채취를 통한 진단이 효과적임을 보여주는 연구와, 코의 점액을 채취하는 방법의 위험을 입증하는 연구가 계속 나오고 있다. 여기에 코비드에 감염되지 않았음을 증명하는 '타액 채취를 통한 진단'은 종종 허용되지 않는다는 사실(특히 학교에서)을 추가로 언급하고 싶다. 이는 관련된 모든 연구 결과와 상반될 뿐 아니라, 상급 의료 기관의 권고에 위배되는 일이다.

흥미로운 사실은 불과 얼마 전까지만 해도, 의사들이 환자들에게 혀를 내밀게 하여 혀와 침의 상태를 보곤 했다는 사실이다. 오늘날에도 아시아에서는 의사들이 환자들의 건강 상태를 파악하려 할 때, 처음 하는 일이 그것이다. 혀와 그 혀를 둘러싼 타액, 즉 침의 상태에 대한 해석이 그들의 첫 번째 진단 방법이다. 타액의 농도, 냄새, 맛을 감지하는 능력 등은 우리 건강의 전반적인 상태를 가리키는 주요 지표가 된다. 우리 선조들이 해왔던 이 진단 방식은 ― 한의학의 경우 15세기 훨씬 이전까지 거슬러 올라간다 ― 최근에 분자생물학 연구에서 그 효과가 확인되었다. 타액 속 RNA를 이용해 우리는 몸을 해하지 않으면서도 정확한 진단을 할 수 있다.

내가 타액에 대해 장황하게 설명한 이유는, 그것이 언제나 접근 가능하기 때문이다. RNA는 타액뿐 아니라 모든 종류의 체액을 통해 연구될 수 있다. 소변, 정액, 모유, 땀, 눈물 등. 종양학에선 RNA의 이런 특성들이 진단 탐색을 위한 새로운 지평을 열어주고 있다. 지금까지 암 진단의 황금 척도는 조직 검사, 즉 장기에서 일부 조직을 외과적으로 채취하는 것이었다. 그러나 조직을 추출하는 것은 간단한 문제가 아니다. 하지만 체액에서 RNA를 검출하는 타액 생체 조직 검사는 편리하고 신뢰할 만한 대안을 제공한다. 이 방법은 또한 조직 추출로 야기될 수 있는 감염과 고통, 출혈 등의 문제들을 피할 수 있게 해준다.

하지만 타액을 통한 생체 조직 검사는 아직도 지극히 제한적으로 사용된다. 안타까운 현실이다.

여러분을 설득할 마지막 사례를 들고자 한다. 지금까지는 전립선암을 모니터링하기 위해 환자는 정기적으로 병원에 가야 했다. 그들은 소변 채취를 위해 직장 내진 검사를 받았다. 그러나 최근에 연구진은 집에서도 모니터링할 수 있는 방법을 찾아냈다. 환자는 자신의 소변을 수거한 뒤 이를 연구소에 보내 소변 속 RNA를 검사할 수 있게 한다. 이 진단 방법은 병원에서 이뤄지든, 가정에서 이뤄지든 그 결과는 엇비슷하다는 것을 알게 되었다.[6] 따라서 신체 내부로 침투하는 검사는 필수적이지 않게 되었다. 전립선암 외에도 이 같은 모니터링 방식은 방광과 신장의 다른 악성 종양뿐 아니라 요로 감염에 대한 모니터링도 할 수 있게 해준다.

RNA는 후성유전학의 대가

DNA가 전반적으로 우리의 몸을 구성하지만, 오늘날 우리는 운전대를 잡고 있는 것이 DNA 혼자가 아니라는 사실을 알고 있다. 우리는 유전이라는 것이 DNA뿐 아니라 RNA와도 연결되어 있다는 사실을 알았고, RNA가 모든 것을 완전히 바꿔놓을 수 있다는 사실도 이해하게 되었다. 쌍둥이가 바로 그런 경험을 하게 해준다. 그들은 같은 DNA를 공유하지만 그중 한 사람에게 질병이 발생한다고 해서, 다른 하나에게 반드시 같은 일이 일어나진 않는다. 왜 그럴까?

이에 대한 답은 유전자와 환경의 상호 작용에 있다. 과학자들은 이러한 상호 작용을 '후성유전학'이라 부른다. 여기서 환경은 우리를 둘러싼 모든 것을 가리킨다. 우리가 경험하는 모든 것은 후성유전학적 정보로 변환된다. 이미 태내에서부터 어머니의 경험, 그녀가 먹는 것들, 그녀가 복용하는 약들, 그녀가 출산하는 방식 등이 우리의 후성유전학을 바꾸어놓는다. 우리가 반려동물과 함께 자랐든, 질병의 영향을 받았든, 주로 가만히 앉아 지냈든, 운동을 했든 우리가 겪은 온갖 경험들, 절대적으로 모든 경험들이 우리의 후성유전학을 변모시키고, 우리의 건강과 질병의 위험에 영향을 미친다.

RNA는 나이 든 현자다. 후성유전학계의 스승 요다(Yoda)다. 요가나 명상은 혈액 세포와 두뇌 속에 있는 특정 RNA를 변경시키고 우리의 건강에 직접적인 영향력을 행사한다.[7] 또 다른 사례를 들자면, 여자아이가 태어났을 때 아이는 어머니로부터 X염색체를 받고, 아버지로부터 X염색체를 받는다. 그런데 지스트(Xist)란 이름의 기다란 RNA는 이두 개 중 하나의 염색체를 덮어버리고 불활성화시킨다. 그렇다, 제대로 읽으셨다. 이 RNA는 하나의 염색체를 완전히 불활성화시켜 보이지 않게 만들어버린다!

이것이 후성유전학이다. 이는 우리를 둘러싼 모든 것에

대응하고 적응하는 능력을 가리킨다. 대단하지 않은가? RNA 연구는 정신의학적, 정서적 관점에서도 흥미진진할 수 있다. 우리는 트라우마를 남긴 사건이 우리에게 심리적 상처를 안긴다는 사실을 알고 있다. 그러나 불과 얼마 전부터 우리는 이 기억의 약속이 우리의 정신 영역에만 관계하는 것이 아니라 우리의 생리학, 즉 우리의 신체와도 관련이 있다는 사실을 알게 되었다. 바로 여기에서도 다시 한번, 언제나처럼 RNA가 역할을 하게 된다. 예를 하나 들어보겠다.

1944년 11월, 암스테르담.

당시 연합군에 맞서고 있던 독일 행정부는 네덜란드에서 식료품 배송에 대한 금수 조치를 내렸다.[8] 그로 인해 네덜란드의 배급 식량은 평상시 먹고 마시던 것에 비해 4분의 1 이하로 떨어졌다.

많은 연구자들이 이 기아 사태에 관심을 보였다. 1995년 첫 번째 연구팀은 이 시기에 태어난 아이들의 몸무게 차이를 관찰했다.[9] 어떤 아기들은 튼튼하고 몸집도 컸지만, 또 다른 아이들은 왜소하고 빈약했다. 이는 산모가 임신 초기나 말기의 어느 시기에 영양 결핍이 있었는지에 따라 다른 결과를 가져왔다.

2000년대에 또 다른 연구팀은 이 기근 당시 고통을 겪은 어머니에게서 태어난 사람들이 어른이 되었을 때 허약한 사람으로 성장했음을 관찰할 수 있었다.[10]

어머니의 영양 결핍이 임신 첫 3개월 중에 있었다면, 태아는 자라면서 비만과 심혈관계 질병을 겪을 수 있다. 결핍이 4~6개월 사이에 있었다면, 태아는 자라면서 호흡기 질환을 앓을 가능성이 크다. 어머니의 영양 결핍이 임신 마지막 단계인 7~9개월 사이에 있었다면, 태아는 포도당 내성에 문제를 가지고 성장하게 된다. 무엇이 이들을 이토록 다르게 성장하도록 했을까? 후성유전학적 변화 때문이다. 같은 사건이라도 같은 시기에 진행되지 않으면 같은 결과로 귀결되지 않는다. 시기에 따라 아이의 성장에 사건이 미치는 영향은 완전히 달라진다.

이 연구는 인간에게서 심리적 차원의 유전뿐 아니라 생리적 차원의 유전이 있다는 사실을 입증하면서 진정한 전환점을 제공했다. 어머니로부터 배 속 아이에게 전달되는 음식 부족에 대한 기억은 아이가 자라는 동안 충분히 먹을 수 있었다 해도 평생에 걸쳐 영향을 미치게 된다. 이러한 사실을 1995년 이전에는 알지 못했으나 관찰을 통해 생리학적 유전이 부모로부터 아이에게 전달되고, 직계 자손의 경우가 이에 해당한다는 사실을 알게 되었다. 이를 '세대 간 유전(intergenerational inheritance)'이라 부른다.

이후 많은 연구들이 이어지면서, 우리는 부모뿐 아니라 조부모 심지어는 그보다 훨씬 더 먼 조상들로부터도 이 같은 유전적 특성을 물려받을 수 있다는 사실을 발견한다.

세대를 뛰어넘는 경우도 있는데, 이런 경우를 '초세대적 유전(transgenerational inheritance)'이라 부른다.

이 같은 후성유전학에 온전히 근거하고 있는 생리학적 기억은 우리가 저지른 일이 아니다. 우리는 기억하고 싶지 않지만 기억하게 되는 일이다. 홀로코스트 생존자들의 사례를 들어보자. 부모들이 겪은 비극을 알고 있는 아이들은 후성유전학에 의해 부모들이 겪은 트라우마(외상성 장애)의 영향 아래 놓이게 된다. 그런데 여기에 매우 인상적인 지점이 있다. 자신의 부모들이 그러한 경험을 했다는 사실을 모르는 자손들 역시 같은 영향을 받는다는 사실이다. 심지어 이후 이어지는 모든 세대에도 이것이 전해진다. 그들이 받은 후성유전학적 영향은 그들에게 세상에 대해 매사 의심하고, 신중해야 하며, 두려워해야 하고, 조심스럽게 행동해야 한다고, 혹은 죽음이란 주제에 집착하거나, 무의식적으로 늘 최악의 상황에 대비하라고 속삭이는 내면의 목소리를 듣는다.

이번엔 우리 모두에게 관계된 유전의 또 다른 형태에 대해 말해보자. 2004년 이후(2004년에야 비로소) 우리는 후성유전학적 유전이 어머니뿐 아니라 아버지와도 연관이 있다는 사실을 알게 된다.[11] 실제로 부모가 먹는 음식은, 그들을 둘러싼 모든 주변 환경이 그러하듯, 후세의 건강 상태에 영향을 미친다. 특히 정신 건강, 심혈관계 질환, 암, 췌장 장애, 비만, 심지어 정자의 변형에 이르기까지.

2019년에 이뤄진 연구는 아버지의 정자 RNA가 자손의 건강 상태를 프로그래밍한다는 사실을 입증했다.[12] 연구진은 톡소플라스마 기생충에 감염된 수컷 생쥐들에서 태어난 수컷 자손들에서 성적 태도의 이상을 관찰했다. 그들의 성적 활력은 현저히 줄어들어 있었다. 또한 자손들의 정자에서도 작은 RNA는 바뀌어 있었다. 연구진은 여기서 한 걸음 더 나아갔다. 그들은 이 쥐들의 서로 다른 정자의 작은

RNA를 수집하여 다른 생쥐의 배아에 주입했고, 태어난 수 컷들에게서 같은 성적 태도의 문제를 관찰할 수 있었다. 즉 기생충으로 인해 변경된 정자의 RNA가 후세들의 성적 태도를 바꾸었던 것이다. RNA는 매우 강력하다고, 내가 앞서 말하지 않았던가!

안타깝지만 인간에게 벌어지는 수 세대에 걸친 유전적 전 달을 연구하기 위해선 훨씬 더 많은 시간이 필요하다(늙어 가는 연구진에 비해 인간은 너무 오래 살기 때문에). 그러나 수명이 짧은 벌레들에게서 이러한 종류의 유전적 전파력은 14대까지 영향을 미칠 수 있다는 사실을 연구진은 확인한 바 있다.

RNA는 종(種)끼리의 공통 언어

RNA는 우리 몸이 필요로 하는 단백질의 수를 정확히 생산 해낸다. 우리의 몸에 단백질이 지나치게 많을 경우, RNA는 그것을 파괴하고, 단백질이 부족할 때는 만들어내기도 한다. RNA는 엄청난 적응력으로 이 일을 수행하는 유일한 존재다.

이런 메커니즘을 'RNA 간섭'이라고 부른다. 1990년대에 분홍색과 흰색이 섞인 피튜니아 꽃 덕분에 이러한 기능이 발견되었다.[13] 왜 하나의 꽃에 분홍색과 흰색이 동시에 나타나는 걸까? 어떻게 같은 DNA와 RNA를 가진 같은 꽃에서 짙은 분홍색과 흰색이 동시에 나타날 수 있을까? 바로 이 지점에서 작은 RNA 간섭이 이뤄진다. 예를 들어 꽃잎의 특정 부위 같은 특정 세포에 존재하는 작은 RNA는 분홍색 안료를 만드는 RNA를 겨냥하여 다가가 그것이 하는 일에 끼어든다. RNA가 분홍색 안료를 더 혹은 덜 생산하거나 전혀 생산하지 못하도록 만들기도 한다. 이 같은 두 가닥의 서로 다른 RNA의 만남은 분홍색 안료를 생산하는 RNA를 종식시키고, 그 자리에 흰색 안료를 생산하는 RNA를 남길 수 있다.

연구자들은 벌레에 작은 RNA를 주입하는 방법으로 이 간섭의 메커니즘을 동물에게서도 재현시키려 했다.

꽃에서와 같은 과정이 전개되었다! 벌레가 분홍색과 흰색으로 변하지는 않았으나, 작은 RNA가 특정 RNA를 겨냥하여 다가가 그것이 하는 일에 끼어들었고, 그것의 작동을 멈추게 했으며, 결국 침묵시켰다. 과학 용어로 이를 '침묵시키기'라고 부른다.

RNA의 간섭 메커니즘은 매우 강력하여, 한 세포 내에서 표적이 된 가족 RNA 전체를 소멸시킬 수도 있다. 연구는 여기서 멈추지 않았다. 이후 우리는 이러한 메커니즘이 식물이나 동물, 인간에게서 공통적으로 작동한다는 사실을 발견했다. 이는 연구자들이 행한 것처럼 외부 주입을 통해 인공적으로 벌어질 수도 있지만, 피튜니아의 사례처럼 자연적으로 벌어지기도 한다. 이러한 현상은 바이러스에게서도 똑같이 발생한다. 우리가 표적으로 삼는 RNA와 상호 보완 관계에 있는 작은 RNA 조각만 있으면 충분하다. 이 RNA의 전체 운명은 세포나 유기체에서 지워질 수 있다.

이 같은 발견은 바이러스에서 한 차원 더 나아간다. 바이러스가 세포를 감염시켰을 때, 바이러스는 RNA 간섭을 위해 자신의 작은 RNA를 사용하기도 하지만, 자기에게 속하지 않는 RNA를 유인하여 감염을 촉진시키는 데 이용하기도 한다. 이것이 바로 C형 간염 바이러스가 하는 일로서, 인간의 작은 RNA mir-22를 유인하여 자신의 바이러스 게놈을 간섭하는 방법으로 감염을 촉진시킨다.[14]

나는 먼저 피튜니아의 사례를 얘기했고, 그다음엔 벌레,

그리고 간염에 걸린 사람에 대해 말했다. 매 순간 나는 이 보편적 메커니즘의 단순성에 매료된다. 너무나도 보편적이어서 인간에게서 발전된 RNA를 바탕으로 한 모든 치료제가 바로 이런 원리에서 작동한다. 정말 대단하지 않은가?

RNA는 치료제

질병은 종종 비정상적으로 축적되어 불균형을 일으키는 단백질 때문에 발생한다. 아주 오랫동안 우리는 RNA를 어떻게 치료제로 바꿀 수 있는지 알지 못했고, RNA 간섭 현상에 대해서도 알지 못했다. 그러나 이 둘의 결합이 온갖 질병 치료를 위한 혁신적 방법의 개발 응용 분야를 활짝 열어주었다.

RNA 치료제는 여느 치료제들과 다른 독보적인 특성이 있다. 그것은 진정한 일급 저격수이기 때문이다. 매번 정확히 과녁을 맞힌다. 이러한 정확성 때문에 메신저를 변형시킨다는 것은 혁명적인 일이다. 연구진이 최근 밝혀낸 이 같은 RNA에 대한 지식들은 온갖 종류의 질병을 치료하기 위한 가장 완벽에 가까운 도구이자, 가장 유망한 치료제가 되리라는 근거 있는 희망을 갖게 해준다.

우리에게는 작은 RNA를 활용한 12가지 치료제가 있다. 앞에서 언급한 바로 그 간섭의 방법을 활용한 치료제다. 이 모두를 기억할 필요는 없다. 이 리스트는 단지 코비드 백신 이전에 개발된 RNA를 기반으로 한 모든 치료제에 대한 개요를 전달하고, 작은 RNA가 겨냥할 수 있는 질병의 다양성에 대해 알리고자 함이다.

포미비르센: 망막염(실명으로 이어질 수도 있는 망막 손상)을 지연시키는 데 쓰는 약이다. 주사를 통해 눈에 이 RNA 치료제를 주입하면, 바이러스의 RNA에 달라붙어 바이러스를 소멸시킨다.

페갑타닙: 이것은 눈의 혈관 장애가 퍼지지 않도록 간섭하는 역할을 한다. 눈에 주입하면, 인공 RNA가 항체처럼 작용하며 혈관의 형성을 방해한다. 노인성 황반 변성(AMD)은 눈에 이물질이 낀 것 같은 인상을 줄 만큼 시야를 방해하는 하나 혹은 여러 개의 혈관에 의해 생기는 질병이다.

미포메르센과 인클리시란: 콜레스테롤이 지나치게 몸에

많을 때 이를 제어하기 위해 사용하는, 최근에 개발된 치료제들이다. 피부 주사 방식으로 사용되며, 나쁜 콜레스테롤을 전달하는 RNA를 겨냥한다. 가격이 매우 비싼 것이 단점이다. 한 사람이 1년간 이 약을 사용하려면 약 1만 달러가 필요하다.

뉴시너센: 환자의 몸이 껌처럼 축 늘어져 똑바로 지탱할 수 없게 만드는 척추성 근육 위축증을 치료하는 데 사용된다. RNA는 질병의 진행을 멈출 뿐 아니라, 때론 운동 기능까지 향상시키고, 다시 바로 설 수 있게 해준다. 하지만 상당한 대가를 지불해야 한다. 세상에서 가장 비싼 약이다. 한병에 8만 5,000유로. 고통을 뿌리째 없애려면 한 병 이상이 필요하다.

파티시란, 이노테센, 부트리시란: 다발 신경병증을 동반한 유전성 트란스타이레틴 아밀로이드증에 사용되는 RNA 치료제들이다. 아밀로이드(단백질 응집체)는 마치 설탕처럼 신경에 축적되어 감각, 운동 기능, 신경계를 손상시킨다. 때론 환자의 눈이나 신장, 심장 등에도 증상이 나타난다. RNA 치료제는 이 질병의 진행을 늦추는 역할을 한다. 현재로선 다른 치료제는 없다

기보시란: 강한 통증을 동반하는 복부 경련 증상인 급성 간헐성 포르피린증에 사용되는 치료제다. 이 질환은 고통의 강도가 메스꺼움과 구토뿐 아니라 경련까지 유발할 수 있으며, 때론 정신 장애 증상도 나타난다. RNA는 돌연변이로 결핍된 유전자에 도달하여 유전적 변이에 대처한다. 이 역시 질병의 진행을 억제하는 데 도움을 준다.

루마시란: 간에 영향을 미치는 치명적인 유전적 질환을 치료하거나 진행 속도를 늦추는 데 사용되는 치료제다. 이 질환은 간에서 과잉 생산된 옥살산염이 신장에 축적되어 돌이킬 수 없는 수준으로 신장을 손상시키고, 신부전증을 일으키는 방식으로 진행된다. 옥살산염이 더 이상 신장을 통해 배출될 수 없기 때문에 피부나 눈, 뼈, 심장 같은 다른 장기에 침착된다. RNA 치료제는 환자의 나이와 상관없이 가장 먼저 시도되는 1차 치료제다. 해당 질환에 더 이상의 치료제는 없다.

카시머센, 에테플러센, 빌토라센, 골로디센: 이 RNA 치료제들은 심장과 호흡기 근육을 포함한 신체의 전체 근육이 퇴화하는 뒤셴 근이영양증을 치료하는 데 사용된다.

피투시란: 혈우병 A 또는 B 환자에게 사용되는 치료제다.

혈우병은 혈액이 응고되지 않는 질환으로, 출혈이 생겼을 때 피가 멈추지 않거나 멈추게 하는 것이 극히 어렵다. 간섭 RNA는 응고를 촉진하는 역할을 한다. 이 치료제의 개발사인 사노피에 따르면, 출혈을 61% 감소시켜 긍정적인 결과로 평가받고 있다.

볼라네소르센: 가족성 킬로미크론혈증 증후군(FCS) 치료에 사용되는 약이다. 이 유전성 질환은 췌장 염증의 높은 위험과 관련이 있다.

RNA, 미래의 코치?

RNA를 말할 때 사람들은 '리더', '우두머리', 심지어 '세계의 왕'이라는 표현까지 쓸 정도로 RNA는 매혹적이다. 어떤 이는 RNA가 우리의 신체 전체에 대한 지휘권을 가지고 모든 것을 결정한다고 주장한다.

그러나 보다 엄밀히 따져보면, RNA는 생명체를 움직이는 모터에 가깝다. 치밀하고 안정적이면서 매우 민감하게 반응하는 모터이지만, RNA가 움직이려면 외부의 다른 요소로부터 자극을 받아야 하고, 자체적으론 움직이지 않는다. 그러나 이런 사실이 RNA의 탁월함을 조금도 감소시키지 않는다. 다만 RNA를 둘러싼 환경과 자극의 다양성이 중요하다는 점을 알려줄 뿐. 그것은 매번 시동을 걸게 하는 요소로 작용한다. 인생을 음악에 비유한다면, RNA는 오케스트라의 지휘자이자 오케스트라를 편성하는 사람이며, 연주자인 동시에, 매 순간 새로운 정보에 반응하는 관객이다.

RNA의 이 같은 다재다능한 속성은 우리가 먹는 음식이든 치료제든, 우리 삶에서 이뤄지는 모든 결정이 RNA의 개입과 조절 아래 이뤄지며, 이는 우리의 건강에 영향을 미친다는 사실을 깨닫게 해준다. 이러한 맥락에서, 이 책은 우리스스로 자신의 선택을 책임지자는 제안이기도 하다. 우리가 삶에서 행하는 모든 선택은 우리 자신뿐 아니라 주변 사람들의 건강, 특히 다음 세대의 건강에도 영향을 미치기 때문이다.

놀라움으로 가득한 RNA의 또 다른 측면을 세 가지 예를 들어 설명하고자 한다.

첫 번째, 우리가 섭취하는 것들은 몇 개 RNA의 정교하고 재생 가능한 조합으로 변환된다. 그 정교함은 매우 놀랄 만한 것이어서, 피 몇 방울 채취하는 것으로 우리가 섭취한 것이 무엇인지 금세 추적할 수 있다. 당신이 나이 든 사람이고, 심혈관계 질환으로부터 스스로를 보호하기 위해 호두를 드셨다? 우리는 그 흔적을 당신의 혈관 속에 있는 두 개의 특별한 마이크로 RNA가 남겨놓은 서명을 통해 발견한다. 당신은 금연자이시다? 당신은 흡연자들에게 없는 여섯 개의 마이크로 RNA의 성공적 결합을 보유하고 계시다. 파라세타몰(진통제)을 너무 많이 복용하셨다? 일반적으로 당신의 간에 있는 마이크로 RNA miR122가 혈관 안에서 470배 증가했을 것이다. 이처럼 우리가 몸에 지니고 있는 RNA가 환경에 보이는 반응, 특히 그 적응력과 각각의 자극에 적절히 대응하는 능력을 입증하는 사례는 너무도 많다.[15]

두 번째, 우리가 먹는 음식의 RNA는 유전적으로 우리 건강에 영향을 미친다. 실제로 연구에 따르면, 우리가 식물(과일, 채소, 차)을 먹거나 마실 때 일부 마이크로 RNA가 소화 단계에서 살아남아 순환계로 진입하여 우리의 면역 세포뿐 아니라 간, 폐, 비장, 췌장에 있는 RNA를 조절할 수 있게 된다.

이 점에 대해 연구자들이 모두 동의하는 것은 아니다. 어떤 이들은 이런 현상을 식물들이 우리 몸을 오염시키는 것으로 본다. 그러나 400개 이상의 견본을 엄격하게 분석한 결과에 따르면, 오염이라고 주장되는 이 현상은 인간과 소, 생쥐 체액의 90%에서 발견되며, 절반은 인체의 조직에서 발견된다.[16] 이는 일시적인 오염이 아니라 재생 가능한 상황임을 증명하는 것이다.

식물의 마이크로 RNA에 대한 연구 중에는 인동덩굴에 관한 것이 있는데, 이것이 특히 우리의 관심을 끈다. 이 식물이 가진 항바이러스성 특효는 한의학계에 수천 년 전부터 널리 알려져왔다. 흥미로운 점은, 인동덩굴차를 마시면 miR2911이라는 마이크로 RNA를 섭취하게 된다는 사실이다. 우리는 이 마이크로 RNA가 다양한 독감 RNA, 특히 H1N1(신종 플루)의 RNA를 인식할 수 있으며, 우리가 신종 플루에 감염되는 것을 막아준다는 사실을 알게 되었다. 인동덩굴차와 인동덩굴의 마이크로 RNA는 SARS-CoV-2•로부터도 우리를 보호하는 것으로 보인다.

• 코로나바이러스 감염증-19를 일으키는 코로나바이러스(CoV) 계통의 바이러스로 2020년 1월 11일 국제 바이러스 분류학 위원회가 명명한 이름이다. 세계보건기구는 이를 COVID-19라는 명칭으로 대체했다.

어쨌든 연구원들은 인동덩굴 마이크로 RNA가 SARS-CoV-2의 RNA에 연결될 수 있는 여러 위치를 확인하여, 이론적으로는 mRNA 백신에 의해 생성되는 스파이크 단백질을 포함한, 코비드19 바이러스의 모든 단백질을 소멸시킬 수 있음을 확인했다. 적어도 이론적으론 말이다.

그렇다면 실제로는 어떠할까? miR2911을 인공적으로 투여하든, 인동덩굴차를 마시든 바이러스의 증식은 저지되고, 코비드19 환자의 회복은 가속화된다.[17]

즉 RNA는 우리가 먹는 음식물이 건강에 미치는 영향을 정확히 추적하게 해줄 만큼 뛰어나다.

세 번째, "우리는 우리가 먹는 것"이라고 말한 사람은 19세기 철학자 루트비히 포이어바흐(Ludwig Feuerbach)다. 그렇다면 우리는 이렇게도 정의할 수 있지 않을까? "우리 후손들 역시 우리가 먹은 것이다." 대부분의 여성들은 거의 본능적으로 임신 중에 몸속으로 들어가는 것들을 세밀히 체크한다. 그러나 임신 중인 10개월 동안뿐 아니라 평소에도 자신들이 먹는 것에 주의를 기울여야 한다는 사실을 인식하고 있을까?

아이를 가지려고 계획한 어떤 남자가 적어도 두 달 반 전까지 자신이 먹는 것이 정자와 자손의 건강에 영향을 미칠 것이라고 생각할까? 아무도 없다! 왜냐하면 우리가 이러한 정보를 갖게 된 지 얼마 안 됐기 때문이다. 게다가 이 정보는 거의 전파되지 않았거나, 전혀 알려지지 않았다. 하지만 남성들에게(물론 여성들에게도) 이러한 사실을 알리고 그들의 식생활, 즉 자신의 몸속에 들어가는 것에 대해 책임지게 하는 것은 공중 보건 문제에 해당한다. 그것은 나 자신이 몸담고 있는 국제 과학계가 건강과 질병에 대한 발달적 기원 연구에 포함시켜 전념해야 할 만큼 중요한 문제다.

생식 가능한 연령대의 남성들에게 내분비 교란 물질들(살충제, 중금속 등)에 노출된 환경, 라이프스타일(흡연, 음주, 운동), 당뇨병 등의 질환과 연관되어 있는 비만 등은 정자의 질을 떨어뜨리는 요소들이다. 정자의 질 저하로 연구 대상이 되고 있는 많은 남성들에게서 동시에 높은 비만율이 나타난다는 점은 흥미로운 사실이다.

인간의 정자는 섭취하는 음식의 변화에 극도로 민감하게 반응한다. 사람들이 취하는 식단에 따라 정자는 전혀 다른 양태를 드러낸다. 인간의 정자 속에 있는 작은 RNA의 레퍼토리뿐 아니라, 정자의 운동성 또한 섭취하는 음식의 변화에 빠르고 유별나게 반응하는 것을 보여준다.[18] 그것은 세포핵(우리의 금고)의 RNA뿐 아니라 미토콘드리아(우리의 에너지 발전소)의 RNA에도 영향을 미칠 만큼 충분히 강력한 것이다.

인간에 관한 모든 연구가 그렇듯, 이러한 사실을 우리가 동물에 대해 알고 있는 것과 연관 지어 살펴보는 것은 흥미로운 일이다. 파리에게서 나타나는, 음식물 섭취에 대한 반응성은 놀라울 정도다. 교미 이틀 전부터 섭취한 양분만으로, 수컷은 후대에 비만 유전자를 전할 수 있었다![19]

이 분야에 대한 연구는 인간 정자의 전반적인 기능 저하를 이해하는 데 필수적일 뿐 아니라 세대 간 신진대사의 빠른 변화에 대한 설명을 제공한다.

mRNA, 다층적 미지의 분자

여러분은 그의 이름을 어디서도 찾지 못할 것이다. 어떤 거리도, 학교도, 연구소도 그의 이름을 걸고 있는 곳은 없다. 하지만 살아 있는 세포 내의 두 핵산, 즉 RNA(리보핵산)와 DNA(데옥시리보핵산)에 대해 당황스러울 만큼 단순하게 그 역할을 설명한 첫 번째 사람의 이름을 기억하는 것은 지극히 정당한 일이다. 그는 프랑스 연구자 앙드레 부아뱅(André Boivin)이다. 그는 제자인 로제 방드렐리(Roger Vendrely)와 함께 1946년 DNA가 RNA를 생성하고 RNA는 단백질의 합성을 이어간다고 밝혔다.

하지만 거의 15년을 앞서갔던 그의 너무나도 단순하고,

너무나도 잘 기술된 설명은 깨끗이 망각의 늪에 빠지고 말았다. 당시 과학자 집단은 아직 그의 설명을 받아들일 준비가 되어 있지 않았기 때문이었다. 과학자 집단은 1961년에 가서야 그의 발견을 받아들일 채비를 갖춘다. 영국의 과학지 《네이처》에는 9명의 연구자가 진행한 연구가 두 개의 기사를 통해 소개된다. 그들은 메신저 RNA의 발견을 선언했다. 같은 달, 9명 중 한 사람이었던 프랑수아 자코브(François Jacob)와 또 다른 과학자 자크 모노(Jacques Monod)는 메신저 RNA(mRNA)의 작동 메커니즘을 설명했다.

메신저 RNA란 무엇일까?

RNA는 메시지인 동시에 그것을 전하는 메신저다. RNA의 경이로운 측면을 드러내기 위해 이미지화된 예를 들어보겠다. 여기 하나의 식물이 있다. 우리가 가진 이미지 속에서 이것은 DNA다. 이 식물로부터 두 번째 식물이 태어난다. 같은 뿌리를 가진 가족이지만, DNA의 복제물은 아니다(바로 이것이 방금 생성된 RNA다). 같은 방식으로, 우리의 세포 내에서 두 번째 식물의 생성은 DNA를 RNA로, 특히 메신저 RNA로 옮겨 적는 일에 해당한다. 우리는 이를 '전사(transcription)'라고 부른다. 이 두 번째 식물, 즉 메신저 RNA로부터 단백질을 생성하는 단계에서 코드가 사용된다. 두 단계에서 쓰이는 언어가 너무도 다르기 때문에 이 과정을 '번역(traduction)'이라 부른다.

오늘날 메신저 RNA는 모든 질병에 맞설 거룩한 성배처럼 소개되고 있다. 1960년에 발견된 이후, 우리가 이것을 완벽하게 자유자재로 다룰 수 있는 것처럼 말이다. 하지만 사실상 과학계는 이를 발견한 뒤에도 오랫동안 구석에 처박아두고 있었다.

2006년까지 RNA 연구와 관련한 그 어떤 노벨상 수상도 없었다는 점에서 알 수 있듯이, RNA에 의한 간섭 현상은 훨씬 뒤에야 발견되었고 2006년 이 발견에 대한 공로로 노벨상이 수여된 바 있다. 이 발견은 기록적인 속도로 최초의 RNA 치료제가 시장에 나올 수 있게 해주었다. 그것이 바로 제3장에서 소개한 치료제들이다. 왜 이토록 mRNA와 관련한 연구는 더뎠던 것일까? 그것은 메신저 RNA가 중심 분자인 동시에 여러 방면에서 여전히 미지의 분자이기 때문이다.

　우리가 가진 세포들의 삶은 소규모 '빅뱅' 같은 중요한 단계들로 점철되어 있다. 사실 세포의 삶에는 엄청난 격변들이 거의 지속적으로 이어진다. 그리고 이 각각의 전환에서 세포는 엄청난 프로그램을 실행한다. 이를 위해 세포는 일부 RNA를 지우고 나머지를 유지한다. 세포는 60%, 즉 절반 이상의 DNA를 전사를 통해 RNA로 옮겨 적는다. 하지만 그중에서 단 1.2%의 DNA만 mRNA를 만드는 데 쓰인다. 게놈의 이 미세한 영역은 3만 개의 mRNA에 해당한다. 바로 이 지점에서 문제가 복잡해지기 시작한다.

　이제 막 만들어진 mRNA는 '성숙'이라고 부르는 단계로 들어간다. 이 단계는 마치 우리가 재단사에게 천 조각을 건네는 것과 비슷하다. 재단사는 그것으로 반바지뿐 아니라 셔츠, 바지, 손수건, 재킷, 외투, 행주 등 필요에 따라 다양한 것들을 만들어낸다.

　재단사 역할을 하는 건 세포이고, 옷에 해당하는 것은 다양한 mRNA다. 세포는 바느질을 할 줄 모르므로 '입문', '접합', '아데닐산 중합 반응'이라는 단계를 거쳐 성숙의 과정을 지난다. 세포는 이 단계들을 번갈아 사용하는데 이러한 교대 방식은 3만 개 mRNA(천 조각)들이 증식을 거듭하여 18만 개의 서로 구별되는 mRNA(옷들)를 만들게 해준다.

하지만 아직 끝난 것이 아니다. 이 옷들에 다양한 디자인을 할 수 있는 가능성이 추가된다. 예를 들면 (그 위에 자수를 놓는 식으로) 뭔가를 더하는 방식으로 이 옷들은 변화한다. 이 방대한 18만 개의 mRNA 카탈로그는 그것을 구성할 문자들에서 다시 한번 변화를 겪는다. 이것이 바로 후성유전학적 변화다. 인체 건강에 미치는 그 영향에 대해 여러분도 잘 알고 있는.

이렇게 성숙된 mRNA는 저장, 분해 혹은 단백질로의 번역이라는 세 가지 가능한 운명을 안고 핵을 떠난다. 이들의 미래는 그 순간의 필요에 따라 정해진다. 마지막으로 추가된 요소가 mRNA를 안정적으로 만들고, 최종 목적지의 주소를 제공한다. 언제나 필요에 따라 엄청난 양의 분자들을 적절한 방식으로 배분한다는 사실을 고려할 때, 이것은 믿을 수 없을 만큼의 복합성이 요구되는 작업이다.

RNA, 천 겹의 정보들

mRNA가 지닌 복합성이 당신의 기대치를 한참 넘어서지 않는가?

mRNA가 오직 한 가지 메시지만을 가지고 있다고 상상하는 것은 지나치게 단순한 생각일 것이다. 새로운 이미지로 예를 들어보겠다. 문장(mRNA)은 그 문장을 읽을 독자(세포) 없이는 아무것도 아니다. 따라서 세포는 각각의 문장(mRNA)으로부터 언제나 그렇듯이 각자의 필요에 따라 이러저러한 결합들을 결정해나가는 것이다.

mRNA를 좀 더 잘 이해하기 위해 이 문장을 살펴보자. "오늘 아침, 나는 초콜릿 케이크를 먹는다." 여기서 이 문장은 하나의 메시지를 전달하고 있다. 하지만 이 문장은 '나는 먹는다', '오늘 아침, 나는 먹는다', '나는 케이크를 먹는다', '나는 초콜릿을 먹는다'처럼 비슷한 성격의 또 다른 메시지를 만드는 데 쓰일 수 있다. 또한 이런 요소들을 사용하여 다른 성격의 메시지를 만들 수도 있다. 예를 들면 '먹어', '케이크를 먹어' 혹은 '초콜릿을 먹어'. 느낌표를 사용할 수도 있을 것이다. '초콜릿!'

단어 사이의 침묵도 정보를 제공한다는 사실을 이 복합성에 추가해보자. 상상해보시라. 이 책의 단어들 사이에 빈 공간이 없었다면!

mRNA 자체는 수동적이지만, 세포는 mRNA를 가지고 가능한 모든 조합들을 만들어낸다. 이 문장의 구성이 그렇듯, mRNA에서 메시지 부분은 문장의 시작을 알리는 대문자(즉 정보의 시작)와 단백질 생산 방식을 알려주는 단어들(엑손: 유전자에서 단백질 합성 정보를 가진 부분), 번갈아 등장하는 침묵(인트론: 단백질 합성에 대한 유전자 정보를 갖지 않은 영역), 마침표(끝을 나타내는)로 이뤄진다. 하지만 앞에서 예를 들었던 것처럼, 이 최소한의 문장을 가지고, 다양한 역할을 수행하는 많은 종류의 다른 결과물을 만들어낼 수 있다. 침묵의 대목에서 마이크로 RNA(microRNA)나 긴 RNA(long RNA)를 발견할 수도 있다. 이 긴 RNA 중 일부는 효소(리보자임 같은)로 작용할 수도 있다. 때때로 세포는 연구자들이 전혀 예상치 못했던 곳에서 대문자들을 알아보기도 한다! 대문자가 장소를 바꾸면 전혀 다른 메시지들이 생성될 수 있다.

이 천 겹의 정보 중에서 알아야 할 마지막 것이 남아 있다. 하나의 mRNA가 단 하나의 단백질을 생성한다고 믿었던 생각에 인류가 오래 머물러 있긴 했지만, 그 생각이 잘못된 것이었음을 마침내 알게 되었다.

하나의 mRNA는 러시아 인형 마트료시카처럼 다양한 크기와 역할을 가진 단백질들을 생성해낼 수 있다. 그것은 아주 작은 단백질들도 생성해낼 수 있는데, 바로 우리가 '마이크로 펩타이드'라고 부르는 것이다.

최근 발견에 따르면, 이 단백질들은 DNA를 복구할 수도 있다고 한다. 이는 매우 훌륭한 점이지만, 한편으론 바이러스를 활성화시킬 수도 있다. 이것은 아쉬운 점이다.

한마디로 메신저 RNA에는 무슨 일이든 일어날 수 있다. 이는 마치 통제되지 않아서, 예측이 불가능한 불꽃놀이를 보는 것과 비슷하다.

인류는 언제부터 mRNA로
질병을 예방하거나 치료하게 되었나?

1960년대 mRNA가 발견되고, 30년이 지난 후에야 연구자들은 mRNA를 인간의 몸속에 주입할 생각을 할 수 있었다. 그리고 10년이 더 지나서야 mRNA 치료제에 대한 첫 번째 임상 시험이 이뤄진다. 이후 이 시험들은, 어느 것도 시장 판매에 대한 허가로 이어지지 못한 채, 20년간 계속되어왔다.

그 첫발을 내디딘 사람은 로버트 말론(Robert Malone)•이었다. 1989년에 그는 원하는 단백질을 생성해내기 위해 두꺼비 알에 mRNA를 주입했다. 이듬해에 한 연구팀이 생쥐의 근육에 mRNA를 바로 주입하면서 같은 시험을 재현하는 데 성공했다. 이 기술의 단순성은 어느 날 이 기술의 발달로 질병을 치료할 수 있을 것이라는 희망을 품게 했고, 전통적인 백신을 대신하여 mRNA를 백신으로 주입할 수도 있겠다는 생각을 싹트게 했다.

2년 뒤 연구자들은 당뇨병에 걸린 쥐들을 치료하면서 메신저 RNA의 효능을 입증했다. 치료 대상은 유전적 돌연변이로 인해 단백질을 생성할 수 없는 쥐들이었다. 단백질의

● 로버트 말론은 mRNA 코로나 백신의 강제 접종을 강력히 반대해온 과학자 중 한 사람이기도 하다. 그는 2022년 5월, 세계 1만 7,000명의 의학자, 과학자들과 함께 코로나19 백신 주입을 중단할 것과, 의사들이 생명을 구하기 위한 치료 행위가 방해받지 않을 것, 백신 부작용 피해에 대한 연구와 자금이 확립되어야 할 것을 주장하기도 했다.

mRNA가 쥐의 뇌에 주입되었고, 이 연구는 단 5일 만에 돌연변이를 교정할 수 있다는 사실을 입증했다.

그로부터 10년이 채 되지 않아, 연구자들은 병을 예방하거나 치료하는 mRNA 백신 연구를 위해 처음으로 인간에게 임상 시험을 하게 된다.

2000년, mRNA 백신으로 전립선암 치료에 도전하다

우리는 2000년대에 이르러서야 인간에 대한 메신저 RNA 백신의 첫 번째 임상 시험에 도전했다.[1] 연구진은 환자의 피에서 면역 체계의 지휘자라 할 수 있는 수지상(樹枝狀) 세포(포유동물 면역계의 항원 제시 세포)들을 추출해냈다. 거기에 mRNA를 주입하여 유전적으로 변형한 뒤, 우리 몸속에 다시 주입했다. 이 임상 시험에는 전립선암에 걸린 남성들이 시험 대상으로 선택되었다. 암이 전이되거나 치료에 실패한 사람들이었다. 변형된 mRNA가 환자 13명의 몸에 주입되었다.

그중 6명은 전이가 새롭게 나타나거나 좀 더 진행되면서 제외되었다. 그리고 접종된 백신에 대한 심각한 이상 반응이 나타나면서 4명이 추가로 배제되었다.

결과: 13명 중 3명만 전립선암을 mRNA 백신으로 치료했을 뿐이다. mRNA 백신으로 암을 치료하려는 첫 번째 시도는 실패했다.

2014년, 과학자들은 또다시 mRNA로 전립선암 치료를 시도한다. 이번에는 또 다른 종류의 mRNA였다. 그 이름은 CV9104.[2] 연구를 진행한 큐어백(CureVac) 연구소는 이렇게 발표했다. "CV9104는 전반적인 생존율 향상을 위한 핵심 기준에 도달하지 못했다." 연구소의 공동 창립자인 잉그마르 호에르(Ingmar Hoerr)는 이렇게 덧붙였다. "이 치료용 백신은 전립선암 환자에게서 단일 요법으로 생존의 이득을 이끌어내지 못했다."

한마디로 정리하면, 15년이 넘는 기간 동안 전립선암을 mRNA로 치료하고자 했던 모든 노력은 실패로 끝났다.

2005년, mRNA 백신으로 피부암 치료에 도전하다

연구자들은 전이성 흑색종이라 불리는, 전이를 가진 피부암에 대한 임상 시험을 시도했다.[3] 15명의 환자들에게 6개의 mRNA 칵테일로 만든 치료제가 투입되었다.

또 다른 15명에게는 개별화된 mRNA 치료제가 투입되었다.

결과: "T세포에서 나온 결과에 대한 분석은 각 환자들 사이의 일정한 일관성을 입증하지 못했다." 연구를 수행한 저자가 아닌, 한 과학 잡지는 "이 연구 결과는 RNA를 주입한 그룹에서 아주 미약한 성과만을 보여주었다"[4]라고 밝혔다.

결론: 개별화된 경우에 있어서도 mRNA 백신은 피부암 치료제로 쓰이는 데 실패했다.

이후 mRNA 백신이 피부암을 치료할 수 있는지를 알고자 하는 또 다른 시험들이 있었다. 그리고 두 과학 잡지가 2005~2020년 사이 실행된 연구 전체를 평한 결론이 있다. "암 치료에 mRNA 백신을 사용하기에 앞서, 이 주제에 관한 보다 포괄적인 정보가 필요하며, 이후 수많은 임상 시험이 진행되어야 한다." 또 다른 잡지는 이렇게 결론지었다.

"우리는 앞서 진행된 모든 실패한 임상 시험들로부터 교훈을 얻었다."

결론: 연구자들은 15년간 피부암을 mRNA 백신으로 치료하기 위한 방법을 찾았지만, 2020년까지 이어진 모든 시도들은 실패로 결론났다.

2009년, mRNA 백신으로 폐암 치료에 도전하다

보다 정확히 말하자면 '비소세포폐암'이라는 놀라운 이름으로 불리는 매우 공격적인 암에 연구자들이 도전했다. 이를 위해 과학자들은 더 정밀한 mRNA 백신을 개발했다. 이들은 다섯 가지 서로 다른 mRNA로 만든 칵테일인 CV9201을 환자들의 몸에 다섯 차례에 걸쳐 주입했다.

이 백신에 대해서는 두 개의 논문이 나와 있다. 논문을 인용해보겠다. "비소세포폐암에 걸린 환자들에게 사용된 CV9201 치료제는 (……) 안전하게 환자들의 몸에서 거부감 없이 잘 수용되었다. 그리고 다섯 가지 코드화된 항원에 대한 면역 반응이 보고되었다."[5] 다시 말하자면 이 새로운 백신 기술은 잘 작동하며, 환자의 몸은 주입된 다섯 가지 mRNA 백신을 읽고 예상되던 다섯 가지의 단백질을 생산해냈다.

논문의 저자들은 좀 더 상세히 기술하고 있다. "그러나 이 시험의 결과는 mRNA를 기반으로 한 면역요법에 대한 보다 심도 깊은 조사가 필요하다는 것을 보여준다." 말 그대로 더 많은 연구가 필요해 보인다. CV9201만 투여받은 환자군에서 8명 중 6명이 사망했기 때문이다. 그중 단 한 사람만 치료에 계속 참여할 수 있었지만, 치료는 연구자에 의해 중단되었다.

결론: 2019년에 발표된 이 논문은, 여러 면에서 미지의 분자인 메신저 RNA에 대한 10년의 연구 끝에 mRNA 백신은 폐암을 치료할 수 없다는 사실을 입증했다.

2009년, mRNA로 에이즈 치료에 도전하다

여기에는 암 치료제에서와 마찬가지로, 면역 체계의 오케스트라 지휘자라 불리는 수지상 세포(병원균을 섭취하여 파괴하는 선천성 면역 식세포)를 사용했다. 연구진은 환자들의 몸에 주입하기 전에 mRNA를 이용하여 수지상 세포의 유전자를 변경시켰다. 연구를 끝낸 연구자들은 이렇게 말했다. "수지상 세포 백신 접종이 HIV-16에 대한 백신 치료제로 효과를 보려면 더 강력하고 오래 지속되는 면역 반응을 일으키도록 최적화되어야 한다."[6]

결론: 메신저 RNA가 미미한 효과를 보이긴 했다. 그러나 효과는 오래가지 않았다. 이후 여섯 차례의 또 다른 시험이 진행되었다. 그러나 모든 시험이 mRNA가 에이즈를 치료하지 못한다는 사실을 확인시켜주었을 뿐이다.

2016년 또 다른 연구진이 에이즈에 대한 새로운 임상 시험에서 실망스러운 결과를 보고한 바 있다. 연구진은 다음과 같은 내용을 발표했다. "앞선 연구들과 우리가 진행한 현재의 연구 결과는 보다 더 강한 면역력을 지닌 백신을 개발하기 위한 새로운 접근 방법이 필요하다는 사실을 우리에게 제시한다."[7]

2016년에도 mRNA는 여전히 에이즈를 치료하는 데 성공하지 못했다.

2019년 말, 에이즈를 치료하기 위한 새로운 mRNA 백신의 임상 시험이 또 한 번 시도되었다. 그 연구 결과를 인용해본다. "우리는 백신의 효과를 입증하는 데 성공하지 못했다."[8] 그리고 이렇게 덧붙였다. "불행히도 임상 시험을 마친후, 코딩에서의 실수가 있었음이 발견되었다."

결론: mRNA 백신으로 에이즈를 치료하기 위한 모든 시도는 실패로 끝났다. 2019년 12월, 즉 코비드 치료를 위해 그 유명한 mRNA 백신이 전 인류를 향해 집단적으로 투입되기 1년이 채 안 된 그 시점에 인류가 도달한 지점은 여기까지였다.

2013년, mRNA 백신으로 광견병 치료를 시도하다

당시의 시도들에 대해 2017년 《랜싯》에 실렸던 논평을 인용하고자 한다.

"바라건대 이번 광견병 치료에 대한 혁신은 동물 실험에서 보여주었던 약속이 이행되지 못했던 DNA 백신의 사례*를 따르지 않게 되길 희망한다."[9]

결론: 광견병 백신은 실용화되기에 충분할 만큼의 효과

를 보여주지 않았다.

그리하여 연구진은 또 다른 mRNA를 또 다른 방식으로 주입하는 것을 시도했다. 새로운 mRNA의 이름은 CV7202이고, 몸에 주입하는 새로운 방식은 작은 운반체, 일종의 플로팅 접시 같은 것에 넣어, 그것이 거의 눈에 띄지 않는 방식으로 모든 세포 안에 들어가게 해준다.

해당 연구와 관련해 발표된 내용은 심각하거나 다소 완화된 부작용들의 카탈로그를 연상케 한다. 특히 며칠 동안 백혈구가 비정상적으로 줄어든다(림프구 감소증). 이는 절반 이상의 참가자들에게서 면역 시스템이 저하되었다는 것을 의미한다.[10] 그 어떤 고전적 형태의 백신도 이 같은 면역력의 추락을 보여주진 않았다. mRNA 백신은 전통적인 백신에서 볼 수 없었던, 심각하거나 놀라운 부작용들을 일으키고 있다.

● DNA 백신들이 수의학적 목적으로 개발되었고, 일부의 경우 동물의 질병 치료가 가능하다는 것이 입증되었다. 그러나 인간의 바이러스, 세균, 기생충 질병, 암에 대한 접근에 관한 연구들은 실패를 거듭했다.

2013년, mRNA 백신으로 뇌암·척수암 치료 시도

이 시험에서 다루고자 한 것은 바로 교모세포종(뇌종양의 일종)이었다.[11] 원래는 20명의 환자가 mRNA 백신을 접종받도록 되어 있었으나 기술이 간단치 않아, 결국 7명만 받게 되었다.

결과: 환자 7명 중 5명이 2년 후에도 살아 있다. 그중 3명은 1,000일 이후에도 살아 있었다. 전체 생존율은 큰 의미를 부여할 만한 것이 아니었지만, 연구진은 "2상 연구를 시도"하고 싶다고 말한다.

2023년 5월, 《국제 약학 저널(*International Journal of Pharmaceutics*)》은 이 질병에 관한 모든 mRNA 치료제 개발 시도를 종합적으로 다뤘다. 그리고 '진전된 바 없음'으로 결론지었다.

결론: mRNA 백신은 교모세포종을 치료하는 데 성공하지 못했다.

2015년 말, mRNA 백신으로 조류 독감에 맞서고자 시도

연구자들은 임상 시험 참가자들에게서 좋은 면역 반응을 얻어냈으나, 동시에 '경증에서 중증'에 해당하는 상당수의 부작용도 나타났다고 보고했다. 하지만 그들은 이렇게 덧붙였다. "mRNA의 백신으로서의 효과를 확인하기 위해서는 이번 임상 시험과 또 다른 시험들을 완수해야 할 필요가 있다."[12]

결론: 우리는 mRNA 백신이 얼마나 효과적일지 아직 알 수 없다.

좀 더 세부적으로 들어가보면, 우린 기다란 부작용 리스트를 만나게 된다. 예를 들면 요통, 인두통(음식물을 삼킬 때 나타나는 통증), 편도선, 인두, 상부 호흡 기관과 췌장의 염증, 그 밖에 안면 봉와직염(치명적 위험에 빠질 수 있는 안면 기형), 고혈압 악화 그리고 난소 낭종 파열과 고환암 등이 부작용으로 나타날 수 있다.

우리는 부작용의 다양한 가짓수에 놀라고, 그 심각성에 다시 놀라지 않을 수 없다.

2016년, mRNA로 제2형 당뇨병 관련
심부전증 치료에 도전하다

이름만 바꿨을 뿐, 백신과 같은 기술이지만 백신이라 부르지 않고, 'mRNA 치료제'라고 부른다. 2021년 11월 15일에는 모더나와 아스트라제네카가 공동으로 AZD8601이라는 달콤한 이름으로 mRNA에 대한 공동 연구에 나섰다.[13]

그들은 mRNA를 환자 7명의 심장에 직접 주입했다. 그들이 발표한 보도 자료는 이 mRNA가 제대로 작동했는지의 여부를 알 수 없게 했다. 한마디로 그 임상 시험의 결과에 대해서는 알려진 바가 거의 없다. 하지만 곧 2상 시험에 들어갔고, 새로운 시험이 이어졌다.

보도 자료는 환자들에게 그들이 실시하고 있는 테스트의 리스트만 나열할 뿐, 그 어떤 종류의 결과도 보고하지 않고 있다. 결국 2022년 7월, 우리는 아스트라제네카가 해당 연구와 관련, 분리되어 나왔다는 사실을 알게 되었다.[14]

결론: 우리는 mRNA가 심부전을 치료할 수 있는지 여전히 알 수 없다.

2016년 말, mRNA 백신으로
지카 예방 접종을 시도하다

지카(Zika) 바이러스는 모기에 의해 전파된다. 이 질병은 굳이 치료하지 않아도 일주일 이내에 자연치료된다. 오직 임신한 여성들에게만 위험이 도사리고 있는데, 아주 드물게 나타나는 태아 소두증(머리에 나타나는 기형의 일종)의 원인이 될 수 있기 때문이다.

2016년 말에 시작된 1상 임상 시험이 끝날 무렵인 2020년 4월 14일, 모더나의 의료팀 디렉터인 털 잭스(Tal Zaks)는 보도 자료를 통해 이렇게 발표했다. "저는 강력한 항체 중화 반응을 이끌어낸 mRNA-1893의 능력이 드러난 1상 임상 시험의 중간 결과에 크게 고무되어 있습니다."[15] 관련 데이터가 있지만, 그것으로는 판단할 수 없다. 비교할 만한 대조 그룹이 없기 때문이다. 모더나는 한쪽 그룹에 대해서는 항체를 측정했고, 또 다른 그룹에 대해서는 참가자 수를 측정했다. 이는 마치 초콜릿과 양 떼를 놓고 비교하는 것과 같다. 이 둘을 놓고 비교하는 것은 결코 간단치 않다.

결론: mRNA로 지카를 예방할 수 있는지의 여부에 대해

우린 알지 못한다.

2019년, mRNA 백신으로 위장암 치료에 도전

이번 시도 역시 결과는 비슷했다. "우리는 이번 연구에 참여한 4명의 환자들에게서 그 어떤 객관적인 임상 결과도 관찰하지 못했다. mRNA 백신은 환자들의 상태를 호전시키지 못했다."[16]

　위장암 환자들을 mRNA로 치료하려던 시도는 다시 한번 실패로 돌아갔다.

2020년, mRNA백신으로 RSV 바이러스 예방 시도

호흡기 신시티움 바이러스(RSV, Respiratory Syncytial Virus)는 호흡기 세포 융합 바이러스의 약자로, 세기관지염의 원인이 되며, 특히 아기와 노인에게 영향을 미친다. mRNA로 이를 치료하려는 두 차례의 임상 시험이 2020년과 2021년 사

이에 있었다.[17]

코비드 백신과 마찬가지로, 모더나는 임상 시험 이후 패스트 트랙을 타고 관련 기관의 심사를 거쳤다. 이는 미국 식품의약국(FDA)과 유럽 의약품청(EMA)이 의약품 검사를 가볍게 처리해주고, 제약 회사가 상업화하려는 제품에 대해 천 개의 질문을 던지지 않는다는 것을 의미한다.

2020년, 모더나는 이렇게 발표했다.

"현재까지 모더나는 예방 백신 8종의 1상 시험에서 긍정적인 데이터 판독을 입증했습니다."[18] 이 말의 의미는 모더나가 그들의 예방 기능을 가진 백신에 대한 임상 시험에서 나온 데이터들을 판독할 수 있었다는 것일 뿐, 그것이 잘 작동한다는 뜻은 아니다. 왜냐하면 그들은 어떤 수치도, 부작용 리스트도 제시하지 않았기 때문이다.

2021년 모더나의 전염병 파트 부사장 재클린 밀러는 이렇게 말했다. "저는 강력한 항체 중화 반응을 일으키는 mRNA-1345의 능력을 보여주는 1상 시험의 중간 데이터에 고무되어 있습니다."[19] 그녀는 한껏 고무되어 있다지만, 우리는 여전히 구체적인 수치도, 부작용 리스트도, 환자들이 얻을 수 있는 이익에 대한 최소한의 설명도 듣지 못했다.

2022년 모더나에서 새로운 보도 자료가 나왔다. 이번에는 모더나의 대표 스테판 방셀의 말을 인용해보겠다. "우리는 매년 전 세계에서 100만 명 이상의 감염을 막아줄 가능성이 있는 RSV 백신 후보를 우리가 찾아낸 것으로 믿고 있습니다."[20] 하지만 그의 이러한 믿음은 그 어떤 데이터로도 뒷받침되지 않았다.

결론: 모더나는 우리에게 자신들의 mRNA 백신이 효과가 있다고 발표했지만, 그러한 사실을 확인할 만한 그 어떤 구체적인 증거도 제시하지 않았다. 2020년에도, 2021년에도, 2022년에도.

결론적으로 말하면, 2021년 코비드에 맞설 백신에 대한 캠페인이 대대적으로 전개될 무렵, mRNA 기술에 대한 연구는 이미 20여 년 전부터 진행되고 있던 터였다. 70개가 넘는 mRNA 백신에 대한 임상 시험이 공식 사이트인 ClinicalTrials.gov(미국 국립보건원)에 등재된 상태다.

70여 개의 임상 시험은 17가지의 다양한 질병을 치료하기 위한 것이었고, 그중 어느 것도 2상 시험을 넘어서지 못했다. 그리고 코비드가 도래했다. 53개의 임상 시험이 순식간에 마(魔)의 2상을 넘어선다.

화이자와 모더나는 급속도로 1상에서 2상으로 간 다음, 3상은 손 한 번 까딱하는 사이에 해치운다. 각국 정부에서 제약사들이 그들의 임상 시험을 초고속으로 수행할 수 있도록 규제를 완화해주었기 때문이다. 바로 그 유명한 패스트트랙으로.

mRNA 백신은 이미 오래전부터 사용되어왔고 잘 알려져 있다고 선전했지만, 그것은 거짓말이다. 화이자의 대표 앨버트 불라(Albert Bourla)는 2022년 3월 10일 《워싱턴 포스트》와의 인터뷰에서 이렇게 말했다. "mRNA 테크놀로지는 지금까지 그 어떤 상품도 세상에 내놓지 못했었다. 백신이건 또 다른 어떤 치료제건."

자기 회사에서 일하는 과학자들에 대해 말하면서 그는 이렇게 덧붙였다. "그들이 나에게 이 방법으로 쭉 가야 한다고 제안했을 때, 나는 깜짝 놀랐다." 그리고 이렇게 결론을 내렸다. "나는 내 직감을 따랐다. 그들은 자신들이 무슨 말을 하는지 알 거라고 생각하며."[21] 그것은 아마도 비즈니스맨의 직감(?)이 아니었을까…….

코비드 mRNA 백신의 원리는 무엇일까?

지금까지 백신을 맞는다는 것은 약화된 바이러스를 접종하거나, 비활성화된 바이러스의 단백질 조각을 접종하는 것을 의미했다. 즉 바이러스든 바이러스 조각이든, 그것들은 비활성화되어 있는 것이어서 위험하지 않은 물질이었다. 우리의 면역 체계는 이것이 우리 몸에 들어오면 낯선 물질임을 즉각 인식하고, 이에 대항할 항체를 만든다. 그렇게 해서 우리는 질병에 대적할 면역력을 갖추는 것이다. 그런데 2021년 9월 미국 질병통제예방센터(CDC)는 '백신'[22]이라는 단어의 정의를 바꾼다. 더 이상 면역이라 말하지 않고, 보호라는 말이 사용된다. 보호의 범위에 대해선 언급하지 않은 채. 바로 이 점이 이번에 나온 코로나 백신과 기존 백신의 첫 번째 차이다.

코비드에 대항할 mRNA 백신은 mRNA를 접시 모양의 운반체에 주입한 뒤, 그것을 주사한다. 이 모든 것은 합성된 물질이다.

게다가 이 운반체 기술은 조류 독감, 광견병 mRNA 백신을 만들 때 쓰였던, 즉 실패하여 결국 폐기하게 된 백신에 사용된 것이다. 이 운반체는 항체 생성을 담당하는 면역 체계의 감시망을 피한다. 그 때문에 여느 백신들과 달리 면역 체계는 곧바로 항체를 만들어 반응하지 않는다. 이 단계에서는 바이러스를 감지해낼 수 없기 때문이다. 백신을 맞았지만, 아직 보호되지 않은 시기라고 방역 당국이 언급한 바로 그 15일이다. "일정한 시간이 지난 후에야, 당신의 몸은 보호될 수 있다", "1차 백신을 맞은 후 2주가 경과된 뒤에라야 완전히 백신을 맞은 것으로 간주된다"라고 미국 질병통제예방센터는 적고 있다. 이 2주의 기간이 기존 백신과 코로나 mRNA 백신의 두 번째 근본적인 차이다.

이 운반체는 우리의 세포와 결합한다. 즉 mRNA가 우리의 세포 속으로 들어간다는 뜻이다. 바로 여기서, 세포들은 순간적으로 mRNA가 우리에게 생산하도록 강요하는 것들을 만들어내는 공장으로 둔갑한다. 이 주사로 새로운 질서가 도래하는 것이다. 그리고 우리의 세포들은 재프로그래밍된다. 이 합성 mRNA의 정보는 강력한 생산성을 가지고 실행되도록 설계되어 있기 때문이다. 큐어백(CureVac) ─ 독일 제약 회사 ─ 은 이를 우리 세포에 명령을 지시하는 'USB 키'라고 말한다. "여러분은 단순히 USB 키를 몸속에 연결하기만 하면 됩니다. USB 키가 정보를 읽고, 당신이 원하는 모든 단백질들을 생산할 겁니다."[23] 큐어백의 공동 설립자는 mRNA에 대해 이렇게 설명했다.

우리의 신체 조직 내에서, 그것도 세포 속에서 작동하는 이 같은 강제력이 기존 백신과 코로나 mRNA 백신의 세 번째 근본적인 차이다.

코비드19 백신의 경우, SARS-CoV-2의 단백질을 생산하는 것이 임무다. 우리는 그것을 스파이크 단백질이라 부른다. 문제는 이 바이러스의 단백질이 불활성화되지 않았다는 점, 즉 우리 몸 안에서 공격적인 성질을 유지한다는 것이다. 이것이 네 번째 차이다. 이 또한 백신의 역사에서 초유의 사건이다. 일반 백신과 반대로, 제약사들은 이번 백신에서 덜 위험하거나 우리 세포에 달라붙을 수 없는 스파이크 단백질을 생산하지 않았다(즉 위험성이 있는 백신을 처음부터 생산했다).

이 활성화된 스파이크 단백질이 우리 몸 전체에 끼칠 다른 결과들에 대해선 염두에 두지 않은 채, 우리 몸이 이 스파이크 단백질을 공격할 항체를 생성할 것이라고 기대하면서 백신이 만들어진 것이다.

어쩌면 이 다섯 번째 차이가 가장 중요한 것이다. 이로 인해 우리의 몸은 유난히 불편한 상황에 처하게 된다. 이 낯선 스파이크 단백질을 생산해내는 우리 몸의 세포를 우리의 면역 시스템이 공격하게 된다. 이것을 막을 수 있는 장치는 아무것도 없다.

바이러스의 스파이크 단백질을 생산하는 것은 바로 우리의 세포다. 우리 자신의 면역 방어체가 단백질을 생성하는 세포들을 공격하는 것이다. 분명한 것은, 이러한 종류의 백신이 우리 몸의 부분적인 자기 파괴로 이어질 수 있으며, 자가면역 질환의 가능성을 열 수 있다는 사실이다. 이러한 자가면역 질환 가능성에 대한 우려는 백신 접종 후 심장 통증을 호소하는 환자들을 통해 이미 사실로 나타나고 있다. 백신을 접종받은 사람들의 심장 근육벽(심근)을 관찰하는 동안, 과학자들은 거기서 스파이크 단백질과 염증이 생긴 면역 세포들을 발견할 수 있었다.[24] 스파이크 단백질에서 발견되는 이러한 세포들의 존재는, 안타깝게도 자가면역 반응에 해당하는 증상들을 불러일으킨다.

또 다른 문제점도 있다. 결론적으로 스파이크 단백질을 선택한 것은 좋은 생각이 아니었다. 주지하다시피, 바이러스는 항상 변이한다. 이미 2020년 7월에 우리는 SARS-CoV-2의 변종이 1만 5,000가지에 이르렀음을 확인한 바 있다.[25] 항체 세포뿐 아니라 PCR 테스트의 평판을 위태롭게 만드는 것이 바로 이 변종들이다. 다시 말하면 새로운 바이러스 변종들이 계속 생기는데, 백신은 우리에게 이미 유통 기한이 지난 항체를 만들어내고 있다는 얘기다. 바로 알파, 베타, 감마, 델타, 오미크론과 그 패밀리들이다. 이 얘기를 한 사람은 내가 아니라 모더나 사장이다. 2022년 8월 11일 CNN 비즈니스와의 인터뷰에서 그는 이렇게 말했다. "코비드19는 계속 변이하기 때문에, 모더나는 백신을 계속 업데이트시켜야 합니다."[26] 자신의 의도를 더욱 선명하게 전달하기 위해 그는 이렇게 덧붙였다.

"많은 사람들이 매년 9월이면 새 아이폰을 장만하지 않나요? 새로운 애플리케이션이나 업데이트된 애플리케이션이 있는 모델로요."

스파이크 단백질의 또 다른 염려스러운 특징은 코로나바이러스(SARS-CoV-2)와 같은 반응을 유발할 수 있다는 사실이다! 즉 스파이크 단백질이 결국 우리의 적으로 돌변할 수 있다는 얘기다. 미국 로체스터에 소재한 메이오 클리닉의 백신연구팀을 이끌고 있는 나의 동료 그레고리 폴란드 (Gregory Poland)가 2022년 8월 《네이처》에서 설명한 내용이다. "스파이크 단백질과 바이러스는 상당히 인상적인 병태생리학 리스트를 갖게 될 것으로 보인다."[27] 그러나 우리 중에 누가 그 리스트를 알고 있을까?

우리는 또한 스파이크 단백질이 사라지기 전에, 뇌를 포함한 특정 장기와 결합하여 떠도는 시간을 가질 수 있다는 사실을 알게 되었다. 이는 초유의 경우이며, 우려스러운 부분이다. 2020년 말, 《네이처 신경과학(Nature Neuroscience)》에는 스파이크 단백질을 생쥐의 정맥이나 코에 주입했을 때 그것이 보호 장벽을 뚫고 뇌까지 침입한 뒤, 그 안에서 작은 혈관 표면에 달라붙어 축적된다는 사실을 입증하는 연구논문이 실린 바 있다.[28]

인체를 대상으로 진행된 또 다른 연구에선, 혈관 내에서 심혈관 질환의 전형적인 염증을 불러일으키고, 혈전 형성까지 유발하는 스파이크 단백질을 발견했다.[29]

스파이크 단백질이 인체의 백혈구 내에서 바이러스 배열을 활성화한다는 사실을 밝혀낸 연구도 있다.[30] 게다가 우리는 이러한 일련의 시작들이 암이나 다발성 경화증, 정신분

열증이나 류머티즘성 관절염, 제1형 당뇨병 등을 촉발할 수 있다는 사실을 알고 있다.

스파이크 단백질은 돌아다니거나 특정 기관에 도달하기만 하는 것이 아니라, 특히 염증이 생겨 상태가 안 좋아질 때 응집체를 구성하는 데 전문이기도 하다. 스파이크 단백질을 건강한 사람의 혈장과 혼합하면 작은 혈전이 형성되는 것을 2021년에 나온 한 연구가 보여준 바 있다. 이후 스웨덴의 한 화학 연구팀은 스파이크 단백질이 아밀로이드* 타입의 응집체, 즉 알츠하이머 같은 특정 치매에 원인을 제공하는 물질을 축적한다는 것을 입증했다.[31]

이 같은 모든 문제에 직면하여, 연구자들은 어느 수준까지 스파이크 단백질이 독성을 가지고 있는지 알아보기 위해 제브라다니오**에 이를 주입했다. 그 결과 제브라다니오의 간, 신장, 난소 그리고 뇌가 물고기를 죽음에 이르게 할 정도로 손상되었다. 2022년 《토털 인바이런먼트(*Total Environement*)》에 소개된 이 연구에서, 과학자들은 "제브라다니오와 인류 사이의 높은 수준의 유전적 상동 관계"를 말한다.[32] 이는 니모(애니메이션 〈니모를 찾아서〉의 주인공)에게 닥친 일이 우리에게도 닥칠 수 있다는 이야기다……

이후에 스파이크 단백질과 백신 부작용 사이의 연관성은 암이건, 심혈관계 사고이건, 신경 질환이건 많은 과학자들의 주요 관심사가 되었다. 예를 들어 나의 동료 펄 함마르스트룀(Per Hammarström) 같은 과학자의. 스웨덴 린셰핑(Linköping) 대학의 단백질 전문 화학자인 그는 2022년 8월 《네이처》에 게재한 논문에서 이렇게 말했다. "백신이 관련된 안전 문제를 제기하는 것은 불편한 일이 될 수 있다. (……) 우리가 특별히 겁을 주고 싶은 것은 아니다. 그러나 한편으론 이것이 의학적 문제와 결부되었을 때 (……) 우리는 이 문제를 개선해야만 한다."[33]

스파이크 단백질을 떠나, 다른 문제를 살펴보자. 스파이크 단백질 문제에서 실수했다면, 코비드에 맞서는 근본적

● amyloid. 여러 개의 단백질들이 뭉쳐 섬유 모양을 형성하는 단백질들의 응집체를 말한다. 세포 바깥으로 분비되는 단백질로부터 형성되며 세포 밖에 축적되는 것이 전형적인 형태. 독성은 강하지 않으나, 축적되는 기관에 손상을 입힐 수 있으며, 특히 일부 신경퇴행성 질환의 병인으로 작용할 수 있다.

●● Zebra Danio. 잉엇과 다니오속의 작은 열대어로, 사람의 유전자와 90% 일치하고 실험 결과를 도출하기가 상대적으로 쉬워 실험용으로도 자주 쓰인다. 가로줄이 길게 나 있는 것이 외형상 특징으로, 최대 길이는 6.6센티미터다.

인 전략에서도 실수가 생길 수 있을 터이니……

SARS-CoV-2 바이러스에 맞서 싸우며, 가급적 이기기 위해, 연구자들은 우한 변종을 택해 연구를 시작했다. 그러나 2020년 7월, 우리는 또 다른 변종이 나타났음을 알고 있다.《첨단 미생물학(Frontiers in Microbiology)》에 실린 이탈리아 연구팀의 연구 결과에 따르면, 이 새로운 변종은 전체 인류의 74%에 영향을 미쳤다고 한다.[34] 즉 우리는 엉뚱한 적과 맞서는 전쟁을 시작했던 것이다. 학교에서 이런 일이 벌어졌다면 교수는 학생에게, 이건 주제에서 벗어난 연구라고 지적했을 것이다.

코로나바이러스에 백신을 접종한다는 것이 좋은 생각이 아니었던 것처럼 이러한 전략은 난센스였다.

2020년 12월 4일, 과학자들은 일찍이《국제 임상 실습 저널(International journal of clinical practice)》에서 이렇게 경고한 바 있다. "지금까지 발표된 자료들에 근거한다면, 백신을 맞지 않았을 때 경미하고 일시적인 병에 시달렸을 사람들이 백신을 맞음으로써 심각한 질병에 걸릴 위험에 직면할 수 있다는 사실은 2019년 당시, 의사 자격을 갖춘 모든 의사들에게 명백한 일이어야 했다."

코로나바이러스 백신 임상 시험에서 발견된 위험은, 백신으로 형성된 항체들이 질병을 막아내는 것이 아니라 오히려 질병을 촉진한다는 사실이다. 이러한 위험을 바탕으로, 연구자들은 미래의 백신 접종자들에게 특히 다음의 사실을 알려야 할 필요성을 역설했다. "백신 접종자의 동의는 이 백신이 코비드19에 걸릴 위험을 증폭시킬 수 있음을 분명히 판별한 상태에서 이뤄져야 한다."[35]

수의사들은 자신들이 행한 일부 백신 접종이 실패했던 일, 자신들이 백신 주사를 놓은 동물들이 죽었던 일을 기억한다. 그럼에도 불구하고, 코비드가 상륙했을 때 우리는 똑같은 경험에 주저 없이 나섰다. 이번엔 인간을 대상으로……

같은 맥락에서, 우리가 접종받는 mRNA 백신은 우리 팔뚝에서 다른 곳으로 이동하지 않으며, 우리 몸속에서 이내 사라진다고도 했다. 여러분은 분명, 백신 제조사들이 백신을 팔면서 떠벌렸던 이런 이야기를 들으셨을 것이다. 그런데 이 말들은 사실인가? 아니다.

병에 들어 있는 mRNA의 수명은 얼마나 되는가?

답: 알 수 없다. 그 이유는 다음과 같다.

1. 백신의 운송 조건이 여러 차례에 걸쳐 바뀌었기 때문이다. 미국 식품의약국(FDA)의 예를 들어보자. 2021년 코비드에 맞설 화이자의 mRNA 백신이 출시되었을 때, FDA는 운반 시간이 12시간 미만인 경우 섭씨 2~8도에서 운반할 수 있다고 했다. 5일 뒤에 그들은 영하 60~90도 사이의 온도에서 운반하는 것이 바람직하다고 말했다. 지금은 다시 영하 90~0도 사이로 바뀌었다.[36] 이보다 더 큰 폭의 적정 보관 온도는 찾아보기 어려울 것이다.

2. 백신의 보관 조건도 여러 차례 변경되었기 때문이다. 미국 질병통제예방센터(CDC)의 경우, 백신은 섭씨 2~8도 사이에서 10주간 보관이 가능하다고 했다. 그러나 세계보건기구(WHO)에 따르면, 백신은 달랑 5일 동안만 보관할 수 있다. 누구의 말을 따라야 하는가?

게다가 백신 제약사들은 우리에게 백신은 빛에 노출돼선 안 된다고 했다.[37] 그런데 왜 mRNA 백신들은 모두 투명한 유리병에 담겨 있는 걸까?

3. 백신의 유효 기간도 여러 차례 변경되었기 때문이다. 이 대목도 역시 혼란스럽다. 왜냐하면 대략 3개월마다 그 기준이 바뀌고 있기 때문이다.

화이자 백신의 예를 들어보자. WHO 사이트에는 백신이 해동된 이후 약 두 시간 정도 보관될 수 있다고 쓰여 있다. 그러나 미국 질병통제예방센터 사이트는 백신이 해동된 이후 12시간 동안 보관될 수 있다고 말한다.[38] 누구를 믿어야 할까?

4. 마지막으로, 모더나와 화이자 백신들은 모두 최적의 운송과 보관 단계에서 이미 손상되었다는 사실을 알고 있기 때문이다. 분명 mRNA 백신의 5% 이하만 상했을 것이다.[39] 그러나 5%의 mRNA 백신이 상했다는 것은 스테이크의 5% 부분만 상했다는 것과 비슷한 얘기다. 이걸로 충분치 않다는 듯,《영국 의학 저널(British Medical Journal)》은 2021년 mRNA 백신 전체의 훨씬 더 심각한 손실을 경고하는 기사를 실었다. 그들에 따르면, 화이자-바이오엔텍의 백신은 55%가 손상된 상태라는 것!

참고로 말씀드리자면, TrialSiteNews(임상 시험 정보 사이트)에 따르면, 미국 식품의약국(FDA), 유럽 의약품청(EMA), 캐

나다 보건국, 영국 의약품청(MHRA) 등 핵심적인 의약품 규제 기관들은 이런 문제를 모두 알고 있었다.[40]

mRNA 백신은 인체 내에서
얼마나 오랫동안 살아 있나?

답: 알 수 없다.

이 부분에 대해선 약간의 역사적 설명이 필요할 듯싶다. 1997년 mRNA를 둘러싼 최초의 연구가 진행될 무렵, 연구자들은 이를 좀 더 잘 이해하고자 했다. 연구자들은 세포 내에서 자연스럽게 생성된 mRNA를 추출한 뒤에 수명을 측정했다. 더 정확히 말하자면 반감기•를 측정했다고 해야 할 것이다.

왜 반감기일까? 그 이유는 mRNA의 수명을 규정할 수 없기 때문이다. 그래서 우리는 반감기를 말하는 것이다. 그 결과, mRNA의 반감기는 세 시간으로 나타났다. 이는 mRNA

● 어떤 양이 초깃값의 절반이 되는 데 걸리는 시간.

의 전체 수명은 따라서 여섯 시간이라는 말과는 조금 다른 얘기다. mRNA의 절반이 사라지는 데 걸리는 시간이 세 시간이란 뜻이다.[41]

2년 뒤, 우리는 여전히 mRNA를 연구 중이었고, 이번에는 인공적으로 mRNA를 합성해냈다. 그리고 이것을 인간의 세포에 접합시켰다. 이 새로운 인공 mRNA의 수명을 측정하자 10~12시간이라는 결과가 나왔다.[42] 이 두 연구 사이에 왜 이토록 큰 차이가 나는 걸까? 해당 연구자에 따르면, 인공 mRNA이기 때문이라고 설명한다.

바로 이러한 결과에 기초하여, 과학자들은 우리 몸에 들어간 mRMA 백신이 1~2일 만에 빠르게 소멸한다고 확언하고 있다.

그러나 역사는 여기서 멈추지 않았다는 사실을 이들은 간과했다. 2012년, 연구자들은 RNA 유전자 코드의 변경을 시도한다. 좀 더 세부적인 사항으로 들어가보겠다. RNA는 다음의 네 글자 A, U, G, C로 만들어졌다. 그러나 RNA의 수많은 변형 가운데, 때때로 U를 대신해 프사이(psi)가 사용되기도 했다. 마치 요리의 맛을 강조하기 위해 음식 위에 고춧가루를 뿌린 것과 같다고 할까. 연구자들은 U를 프사이로 변경한 mRNA를 생쥐의 몸에 주입한다.[43] 이 경우, mRNA는 생쥐의 몸에서 여섯 시간이 아니라 4일간 머문다.

2020년, 코비드가 도래하면서 완전히 새로운 연구가 시작됐다.[44] 이번에는 철저하게 모든 U를 프사이로 바꿔버렸다. 분명한 것은, 이번 코로나 mRNA 백신의 시도에서 연구자들은 전혀 새로운 유전자 코드를 만들어냈다는 사실이다. 지금까지 어디에서도 만나본 적이 없는 유전자 코드다. 사람에게서도, 동물에서도, 식물이나 미생물에서도. 그것을 전 세계인에게 주입한 것이다. 이런 경우, 이 새로운 mRNA의 수명을 말하라고? 답은 누구도 알 수 없다.

우리가 알 수 있는 한 가지는, 프사이가 함께함으로써 mRNA는 덜 손상된다는 것, 즉 더 느리게 소멸한다는 것이다. 프사이와 함께 mRNA의 생산성은 증가하지만 질적인 면에서는 오히려 저하된다.

mRNA 백신의 경우, 양은 더 많지만 질적인 면에서는 떨어지는 단백질을 생산한다. 즉 덜 특정한 항체를 생성하게 된다는 얘기다. 이 지점에서 문제가 발생한다. 2022년 3월에 알려진, mRNA의 수명은 4일을 훌쩍 넘어선다는 사실이 문제가 되는 것처럼.

소름 돋게 하는 또 다른 대목은, 마지막에 지적한 내용이 우연히 발견된 사실이라는 점이다! 이러한 사실은 연구자들이 코비드 감염 이후 생성되는 면역력과 백신을 맞고 나서 생성되는 면역력에 대한 비교 연구를 진행하던 중에 백신을 접종한 지 2개월이 지난 신체 내에서 여전히 살아 있는 mRNA를 발견하면서 알려졌다…….[45] 퍽이나 안심되는 얘기다.

그렇다면 mRNA 백신의 이동 경로는?

우리가 귀에 못이 박히도록 반복적으로 들어왔던 mRNA에 대한 또 하나의 정보는 백신이 접종된 후 그 자리에 얌전히 머물러 있다는 것이다. mRNA의 이동 경로에 대한 감을 잡기 위해서는 같은 기술에 기초하고 있는, 항조류 독감(H10N8) 백신 개발을 위한 사전 임상 연구를 들여다보는 것으로 충분하다. 해당 연구에서 mRNA는 신체 장기 구석구석에 퍼져 있었다. 근육(주사된 자리), 혈장(핏속으로 들어갔음을 알려주는 증거)은 물론 골수, 심장, 간, 위, 신장, 폐, 결장,

비장, 림프절, 림프관 및 기타 조직뿐 아니라 뇌와 고환 속까지 몸 전체에 꼼꼼히 퍼져 있었다.[46]

따라서 우리는 항코비드 mRNA 백신 또한 그 자리에 얌전히 머물러 있지 않으리라는 것을 추정할 수 있다.

이러한 점을 이해하기 위해선 자연산 mRNA와 백신으로 개발된 인공 mRNA의 이동 경로를 비교하는 것으로도 충분하다.

자연산 mRNA는 철통 보안 장치가 되어 있는 첫 번째 경계선을 뚫고 단단한 금고(세포핵)를 통과하여 세포질(핵의 외부)을 향해 나아간다. 거기서 mRNA는 세포 내에서 얌전히 머물거나, 엑소좀에 둘러싸여 두 번째 경계선을 뚫고 몸 전체로 이동한다. 이 각각의 단계에서 자연산 mRNA는 수많은 만남을 갖고, 다양한 차원의 변형을 겪는다.

한편 인공 mRNA를 함유한 백신은 작은 운반체에 담긴 후 인간의 몸에 주입되었다. 이 작은 운반체는 지방질의 나노 입자로 만들어졌다. 매끈한 지질(脂質) 좌약과도 같은 이 지질 나노 입자(NPL)는 mRNA 백신이 인체의 세포막에 침투하는 것을 돕고, 몸 안에서 이동하는 시간을 연장시키는 역할을 한다. 즉 이들은 자연산보다 더 오래 인체에 머물 것이고, 당연히 모든 종류의 세포 내에서 mRNA를 발견하게 될 것이다.

이러한 사실은 첫 번째 문제를 야기한다. 모더나나 화이자에서 생산한 백신에 사용된 일부 지질 나노 입자들은 화학 물질의 안전한 사용과 관리를 위한 안전 데이터 시트(MSDS, Material Safety Data Sheet)의 규제 목록에 높은 독성 물질로 분류되어 올라와 있기 때문이다. 하지만 걱정하지 마시란다. 유럽 의약품청(EMA)이 개인 메일로 보낸 메시지에서 극소량이므로 별문제 없을 거라고 했단다. 그리고 겨우 두 번만 맞을 테니![47] 하지만 두 번의 접종을 받은 사람들은 이미 체내 독성 물질을 두 배로 늘린 셈이다.

이런 정보를 접한 나는 소량이어서 독성이 없을 거라는 그들의 주장을 믿어보려고 노력했다. 하지만 지질 나노 입자로 만들어진 용기에 담긴 mRNA 주사를 생쥐에게 주입했던 2021년 11월 19일에 발표된 연구 결과로는 나를 설득시키기 어려웠다.[48] 연구에서는 80%의 생쥐가 24시간 내에 죽었다. 10마이크로그램을 주입한 결과였다. 그들은 이후 그 절반인 5마이크로그램을 주입했다. 그러자 이번에는 20%의 쥐가 사망했다. 다시 거기서 절반을 덜어내고 주입하자 모든 쥐들이 살아남았다. 하지만 우린 적어도 쥐들의 몸속에 독성이 남아 있다는 사실은 알 수 있다. 그리고 그 수백만의 지질 나노 입자들은 생쥐의 세포들을 강력하게 약화시킬 것이다. 그렇다면 인간의 경우에는? 특정 타입의 지질 나노 입자에 대한 알레르기는 백신을 맞을 수 없는 사람을 규정하는 세 가지 금기 징후의 하나였다.[49] 그러나 화이자는 2020년 그들이 백신을 출시하기 전에 진행했던 2만 2,000명의 임상 시험 대상자 중에서 그 어떤 알레르기 반응도, 아나필락시스도 보고하지 않았다.[50]

하지만 2021년《미국 의사협회 저널》에 실린 연구 결과는 화이자 임상 시험에 참여한 수에 버금가는 백신 접종자를 대상으로 한 연구에서 2%의 접종자들이 알레르기 반응을 보였으며, 4,000명당 1명꼴로 아나필락시스(생명을 위협할 수도 있는 알레르기 반응[51]) 반응을 보였다고 밝히고 있다. 따라서 화이자의 임상 시험 결과는 놀랍지 않을 수 없다.

또한 이 독성 지질 일부는 간에 쌓이기도 한다(전체 백신 양의 15~20%[52]). 그러나 우리는 이 축적된 지질 성분이 언제쯤, 어떠한 형태로 몸 밖으로 배출되는지에 대해선 알지 못한다.

화이자가 제시한 자료에 따르면, 우리가 mRNA의 백신을 근육에 맞은 후 백신 성분이 우리 핏속에 들어오는 데 걸리는 시간은 15분이 채 안 걸린다고 한다. 따라서 mRNA 운반체들은 몸 전체에 순식간에 퍼지게 된다. 언제 그것들이 파괴될지 알지 못한 채. 이 운반체는 우리의 간(인체의 신진대사를 관리)에 도달하고, 우리의 비장(인체의 면역계를 관리)에도 다다르며, 우리의 부신(호르몬을 만드는)에도 침투하고, 우리의 난소(아이를 가질 수 있게 해주는)와 골수(혈구를 생성하는)에도 들어온다. 그들이 접근하는 신체 장기 리스트는 여기서 멈추지 않는다. 이 운반체들은 허파, 신장, 방광, 눈, 심장, 뇌에도 침범한다.[53] 한마디로 계속 접종할 경우, 생쥐를 대상으로 한 연구에서 나타난 것과 마찬가지로, 우리의 신체를 지속적인 만성 염증과 면역 고갈 상태로 이끌고 갈 것이다. 또한 생쥐를 대상으로 진행된 연구 논문은 이렇게 지적하고 있다. "해당 연구에 사용된 지질 나노 입자는 높은 수준의 염증을 유발한다."[54]

분명한 사실은 그 대상이 쥐든, 생쥐든, 사람이든 mRNA 백신이 신체 장기의 가장 중요한 부위에 도달한다는 점이다. 문제는 이러한 사실을 연구진이 발견한 것은 2021년 2

월, 백신에 대한 정부의 캠페인이 한창이던 시기였다는 점
이다. 그 사실을 발견한 주체는 바로 화이자였다. 화이자가
도표로 제공한 이 증거는 일본 정부가 기밀문서로 발간한
자료와 유럽 의약품청의 보고서에 등장한다.[55]

이미 접종이 이뤄진 뒤에 해당 제품의 이동 경로에 대한
자료를 제출한다? 이 또한 일찍이 한 번도 없던 일이다.

mRNA는 우리 몸에서 빠져나가는가?

우리 몸이 만들어내는 자연산 mRNA 일부는 눈물이나 땀,
침(깊은 입맞춤을 하는 경우), 소변, 모유 등을 통해 몸 밖으로
배출된다. 왜 모두가 아닐까? 연구진은 그 이유를 아직 밝
혀내지 못했으나, 어쨌든 일부 남아 있다 해도 위험한 수준
은 아니다.

반면 인공적으로 합성된 mRNA, 코로나 백신에 삽입되
었던 그것은 그것이 있지 말아야 할 장소에서 발견될 수 있
다. 국제적으로 널리 알려진 연구 기관인 미국 국립보건원
(NIH)은 당연히 해당 주제와 관련한 모든 연구 결과들을 받

았지만, 그중 두 가지만 전달하기로 결정했다. 분명 이 연구 결과들은 사람들에게 두려움을 갖게 할 뭔가를 포함하고 있기 때문일 것이다…….

이 연구들은 대체 무엇을 말하고 있는 것일까? "한 연구에서는 모유 샘플 40개 중 36개에서, 또 다른 연구에선 309개 샘플 중 5개에서 감지할 수 있을 만큼의 mRNA가 발견되었다"라고, 그들이 전달한 두 개 중 하나의 연구는 보고하고 있다. 이 결과는 관련된 주제의 다른 연구들과 비슷한 결론에 이르고 있다. 2022년 9월 26일에 발간된《미국 의사협회 저널 소아과(JAMA *Pediatrics*)》와 2023년 1월 11일《첨단 면역학회지(*Frontiers in Immunology*)》*에도 같은 방향의 연구 결과가 실린 바 있다.[56]

우리는 그 mRNA들의 존재가 심각한 결과를 초래하지 않기를 바랄 뿐이다. 그때까지 질문은 피할 수 없다. 실제로 모유 수유를 하는 어머니들과 모유를 먹은 아기들에게서 우려스러운 관찰 결과가 나오기도 했다 — 이 정보가 나온 곳은 화이자다. 그러나 이 제약 회사는 해당 정보를 공개

● 　국제 면역학회 연합이 발간하는 공식 저널.

할 의사가 없었다. 이들은 자신들이 만든 제품에 관한 약 45
만 페이지의 자료를 공개하지 않고 잘 보관해왔다. 하지만
전 세계 수십억 명에게 자신들의 제품을 주입하기 전에 알
려주었다면 매우 유익했을 정보들이다. 그럼에도 불구하고
이 제약 회사가 해당 자료들을 "약 75년 4개월 내에" 공개
하기로 했다는 사실에 우리는 안도해야 할까?[57] 2022년 1월
로이터 통신은 이렇게 말했다!

그러나 75년 4개월은 좀 길다고 판단한 미국의 한 판사는
FDA•에 그 자료를 당장 세상에 공개하라고 명령했다.[58]

우리는 이 판사에게 아무리 감사해도 충분하지 않을 것
이다. 공개된 자료들은 다음과 같은 사실들을 전한다. 일부
모유 수유 산모들은 부분적인 마비를 겪었다. 또 다른 엄마
들은 모유가 더 이상 나오지 않았고, 어떤 엄마들은 모유의
색이 달라지는 것을 보기도 했다. 화이자는 그들의 보고서
에서 달라진 모유가 어떤 색이었는지 명시하지 않았으나,

• 해당 재판은 의료 투명성 확대를 요구하는 국제 과학자, 교수, 의사 집단인
PHMPT가 2021년 8월 FDA 측에 화이자의 코로나 백신 인허가를 위해 근
거로 삼은 자료 공개를 요청했으나 FDA가 이를 거부하자, PHMPT 측이
FDA를 상대로 소송을 진행하면서 열린 것이다. 결국 자료 작성자는 화이
자이지만, 그걸 제공하고 있는 쪽은 FDA다.

2021년 9월 발행된 또 다른 연구 결과는 그것이 '청-록'색이었다고 밝혔다. 같은 연구 보고서는 백신을 접종받은 엄마들의 모유를 먹은 아이들에게서 일정한 행동의 변화가 관찰되기도 했다고 전한다. "화이자 백신을 맞은 엄마와 그 엄마의 젖을 먹은 아기에게서 가장 흔히 발견되는 증상은 과민성, 수면 장애, 상당히 높은 수준의 졸음이었다"[59]라고 보고서는 밝히고 있다.

임신한 여성에게 주입된 mRNA 백신의 위험을 밝혀낸 더 많은 정보들이 점점 수면 위로 올라오고 있다. 특히 주목할 만한 내용은 2022년 8월에 업데이트되어 올라온 영국의 보고서다. 이 공식 회보에 따르면, 임신 중인 여성이나 수유 중인 여성에 대한 백신 접종은 권유되지 않는다.[60]

너무나도 논리적이라는 결론이다. 하물며 그것은 몸속 어디든 마음대로 침투하고, 우리 몸속 모든 기관에서 발견되는 유전자 치료제다!

게다가 연구 초기 단계부터 가임기 남녀를 시험 대상에서 제외하려는 제약사들의 각별한 주의가 있었다. 화이자의 임상 시험에 관한 프로토콜에 따르면, 임신한 여성이나 수유 중인 여성들도 제외된다.

그러나 법원의 명령으로 마침내 공개된 화이자 자료의 42 페이지 11번째 백신 임상 시험 제외 대상 기준은 분명히 이렇게 명기하고 있다. "임신한 여성 혹은 수유 중인 여성."[61] 또한 임상 시험 중에 여성이 임신하면 더 이상 백신을 접종받을 수 없다고 적혀 있다. '백신 BNT162b2'를 위한 참가자들이 시험 참가를 중단해야 할 경우에 대한 규칙, 65페이지, '임신 테스트' 단원에 명시된 내용이다.

그렇다면 이게 어찌 된 일인가? 2021년 3월 '임상 시험 개요'라는 제목의 자료에서, 화이자는 50명의 임신한 여성들이 C4591001이란 번호가 적힌 임상 시험에 참가하고 있음을 밝히고 있지 않은가? 그대로 인용해보겠다. "자료 마감이 임박한 시점(2021. 3. 13)에 BNT162b2를 접종받은 총 50명의 참가자들이 임신 중임을 알려왔다."[62] 미스터리한 일이다. 더구나 우리는 이들에 대한 어떤 흔적도 찾을 수가 없다. 산모에 대해서도, 그들이 낳은 아기들에 대해서도. 왜 이 50명의 참가자들에 대한 정보는 아무것도 찾을 수 없는 것일까? 자료에 따르면, 적어도 46명이 백신을 맞았다. 유산된 경우가 있었나? 심장에 이상은 없었나? 기형아가 태어나거나 또 다른 문제점은? 수유에 문제는 없었나? 아기

들은 감염에 취약한가? 화이자는 이들에 대한 어떤 정보도
공개하지 않았다.

mRNA 백신은 우리의 유전자를 변경시킬까?

이에 대해 준비된, 우리가 수차례 들었던 대답은 '아니요'
다. 백신은 게놈을 바꾸지 않는다고요! 미국 국립보건원
(NIH)은 사이트에서 이렇게 밝혔다. "mRNA 백신은 안전
하며, 당신의 DNA를 손상시키지 않는다. 당신은 백신을 맞
은 후론 코비드19에 걸릴 수 없다."[63] 이 문장에서 흥미로운
것은, 아무 관련 없이 나란히 붙어 있는 두 메시지가 우리의
호기심에 불을 붙이기 때문이다.

　mRNA 백신들이 당신들의 DNA를 손상시킬 수 없다고
말하는 것은 거짓이다. 그 백신들은 손상시킬 수 있다.

　먼저 아주 단순하게 설명해보자. 토마토 하나를 집어 든
다. 지질 나노 입자(NPL) 운반체에 담긴 원숭이의 mRNA를
주입한다. 주사된 제품은 토마토 안에서 널리 퍼질 것이다.
여러 개의 토마토 세포들과 결합하여 원숭이 단백질을 생

산할 것이다. 그럼 이제 두 번째 질문을 던져보자. 이 토마토는 유전적으로 변형된 것인가? 그렇다. 여기서 토마토 자리에 인간을 놓고, 원숭이의 mRNA 자리에 스파이크 단백질의 mRNA를 놓으면 답이 달라질까? 그렇지 않다.

우리의 유전적 자산이 유전자 정보로 인해 늘어나고, 언제 이 변형이 멈출지 알지 못하고, 유전적 영향에 대해서도 알지 못한다면 어떻게 mRNA 백신이 우리의 유전자를 변형시키지 않는다고 말할 수 있을까? mRNA에 대한 혁명적인 기술을 설명하는 '생명 소프트웨어'라는 용어로 특허를 취득한 모더나의 설명을 어떻게 달리 이해할 수 있을까? 사람들은 과학자들이 코딩(부호화)한 대로 자신의 유전자를 바꾼다. 모더나의 수석 의사인 털 잭스(Tal Zaks)는 2017년 미국 보스턴에서 가진 테드 강연에서 이렇게 구체적으로 말했다. "저는 오늘 여기 이 자리에서 우리가 인생 소프트웨어를 해킹하고 있다는 사실을 말하러 왔습니다." 그는 말을 이어갔다. "각각의 세포에는 메신저 RNA 혹은 약자로 mRNA라고 불리는 것이 있습니다. 그것은 우리의 유전자에서 DNA의 핵심 정보들을 단백질로 전달합니다. 우리는 바로 이 단백질로 이루어진 존재라고 할 수 있습니다. 이 핵심 정보들은 각각의 세포가 할 일들을 결정합니다. 그래서 우리는 이들을 하나의 운영 체제로 봅니다. (……) 하여 우리가 진정한 변화를 만들어낼 수 있다면 (……) 여기에 한 줄의 코딩을 개입시킬 수 있다면, 혹은 한 줄의 코드를 변화시킬 수 있다면 우리는 거의 모든 것 — 독감에서 암에 이르기까지 — 에 근본적으로 개입할 수 있습니다."[64]

이제 이 근본적인 변형의 문제가 인류에 미치는 영향에 대해 한 걸음 더 들어가보겠다.

인간의 유전자 변형이 구체적으로 무엇을 말하는지부터 시작해보자. 먼저 게놈에 대한 정의부터 해보자. 게놈이란 한 유기체가 가진 유전자 물질의 총체를 일컫는데, '유전자(gene)'와 '염색체(chromosome)'라는 두 단어를 결합한 말이다. 즉 유기체의 생명의 나무다. 그것이 우리 같은 동물이건, 식물이건, 미생물이건.

게놈은 어디에 쓰일까? 생명을 구성하는 데 필수 불가결한 기능을 전달하는 일에 쓰인다. 게놈이 없으면 생명체는 가능하지 않다. 게놈은 성장과 유지, 재생산까지 모두 설계한다. 난자 세포에서 배아로, 태아에서 아기로, 다시 아이에서 청소년, 마침내 어른으로 성장할 때까지의 모든 성장 프로그램을 제공한다. 유지한다는 것은 살아가게 한다는 의미다. 재생산한다는 것은 아이를 갖도록 한다는 뜻이다.

이 모든 프로그램을 완수하는 것은 그룹이 하는 일이다. 우리의 모든 유전자 정보, 즉 우리가 가진 모든 유전자 자산이 행하는 종합적인 작업이다. 우리의 RNA와 우리의 두 가지 게놈, 즉 핵과 미토콘드리아의 게놈이 행하는 작업이다. 그것은 또한 인간, 동물, 식물, 미생물 등 여러 유기체들과의 만남을 통해 이뤄지는 일이다. 우리의 게놈들은 그들과 상호 작용한다. 그것이 바이러스와의 만남일 때는 일시적일 수도, 장기적일 수도 있다. 바이러스 게놈 일부가 우리의 가장 중요한 세포핵의 심장부를 침투해 들어올 수도 있다.

바이러스는 DNA나 RNA로 구성되어 있다. 그것이 RNA로 이루어졌다고 해서 우리의 게놈을 침범하지 않는 것은 아니다. RNA는 DNA와 달리 직접 핵 안으로 뚫고 들어올 수 없기 때문에, 전환의 단계를 거쳐 침투한다. 이것이 바로 '역전사(逆轉寫)'라는 야만적 이름으로 불리는 경우다. 이 또한 전사의 하나이지만, 반대 방향으로 이뤄진다. RNA에서 DNA로! 이 바이러스의 DNA가 세포핵에 들어와 우리의 게놈에 통합되는 것이다.

게놈에 대한 이 같은 이해는 1974년에 루돌프 재니시 (Rudolf Jaenisch)와 그의 팀이 이룬, 당시로서는 믿을 수 없는 발견에 기인한다. 그들은 매우 미성숙한 단계의 생쥐 배아를 취한 후, 몰로니 바이러스(혈액암을 일으키는 것으로 알려진)의 DNA를 그 배아에 주입했다. 그리고 이 바이러스의 DNA 배열이 생쥐의 게놈에 결합될 뿐 아니라, 그들 자손의 게놈에도 결합되었음을 발견한다.

오늘날 연구자들은 우리 게놈의 약 8%가 바이러스의 배열에 따라 구성된 것으로 보고 있다. 이는 바이러스 배열이 게놈을 침범할 가능성이 있으며, 우리가 바이러스들과의 만남의 역사를 조상들로부터 물려받았음을 의미한다.

그리고 수년이 지난 뒤에 이 과학자와 그의 팀은 그 유명한 SARS-CoV-2 바이러스에 관심을 기울인다.

그것은 과학계에 파문을 일으킨 엄청난 충격이었다. 그들은 SARS-CoV-2의 RNA 서열이 시험관에서 배양 중인 인간의 세포 게놈에 통합될 수 있다는 사실을 입증해 보인 것이다. 발표에 앞서, 결과에 대한 의구심이 있었기에 연구팀은 세 가지 서로 다른 기술로 이러한 사실을 입증했고, 해당 연구는 미국 과학 아카데미 잡지에 실렸다.[65]

그렇다면 시험관 밖에선? 역시 마찬가지다. 2020년 여름 이후, 우리는 그 결과를 명확히 알게 되었다. 미국의 한 연구팀에 의해 코로나바이러스의 한 부분이 우리의 게놈 안에 정착했다는 것이 입증되었다.[66] SARS-CoV-2와 95%의 정체성을 공유하는 코로나바이러스의 한 부분이 인간의 게놈 안에서 발견된 것이다. 그것은 SARS-CoV-2의 RNA 일부가 우리의 게놈에 제대로 통합될 수 있다는 사실을 알려주는 또 다른 증거가 되었다. 게다가 아무 데나가 아니었다. 이 연구는 해당 부위가 우리의 NTGN1 유전자, 즉 정신분열증에 관계된 유전자에 위치해 있음을 보여주었다.

그럼 어떻게 되는 건가? 이것은 RNA이고, 우리의 게놈은 DNA로 만들어지는 것인데? 에이즈 바이러스의 예를 들어보자. 이 바이러스는 인체의 게놈에 한 자리를 만들어주는 일종의 '칼'('역전사 효소'라고 부른다)과 함께 인체에 침입한다. SARS-CoV-2의 경우, 바이러스는 그 칼 대신 우리가 가진 칼을 이용해 들어온다(우리도 그것을 가지고 있다). 바로 그 칼 덕에 SARS-CoV-2는 우리의 세포 게놈에 통합될 수 있다.

재니시 박사는 SARS-CoV-2가 분명 또 다른 인체 내에 통합되는 방법들을 가지고 있을 것이라고 밝힌다. 하지만 현재로서는 그 모든 것을 알 수는 없다.

　이 발표가 광적인 논란을 야기했음은 물론이다. 이 연구의 결론은 다음의 문제들을 유추하게 해주기 때문이다. 즉 RNA 백신은 우리의 게놈에 달라붙어 통합될 수 있으며, 동시에 우리 후세의 유전자도 변경시킬 수 있단 말인가? 이에 대한 답은 '그렇다!'이다.

　2022년 2월,《분자생물학의 최신 이슈(Current Issues in Molecular Biology)》에 발표된 스웨덴 팀의 연구로 밝혀진, 즉 최근의 연구 결과는 소량의 mRNA 백신을 배양 중인 인간 세포와 접촉시켰을 때, 바로 이 작은 칼이 작동한다는 사실을 보여주었다. 작동할 뿐 아니라 그들은 mRNA 백신을 인식하고, 그것을 DNA로 전사할 수 있다는 것이다.[67]

　이것이 끝이 아니다. 모든 기대에 반하여, 2022년 9월 발표된 연구는 스파이크 단백질이 mRNA와 함께 세포핵, 즉 우리 세포의 핵심 금고에서 발견되었으며, 우리는 그것이 불러일으킬 결과에 대해 전혀 알지 못한다.[68] 그러나 미국 국립보건원은 "mRNA는 우리의 DNA(유전 물질)가 보관되어 있는 세포핵 속으로 결코 들어갈 수 없다"[69]라고 공언한 바 있다.

한편 유전자의 변형은 후성유전학의 차원에서도 나올 수 있다. 예를 들어 일부 바이러스들은 혈액 속 후성유전학적 노화를 부추길 수 있고, 이는 심혈관계 질환의 가능성을 높일 수 있다.

그것은 바이러스들이 게놈으로 침투하지 않는다 하더라도, SARS-CoV-2를 포함한 이 바이러스들은 후성유전학적 차원에서 DNA를 변형시킬 수 있음을 의미한다.[70]

이 얘기는 현재로선 여기에 머물러 있다. 그러나 1974년 이후 과학계가 축적해온 모든 지식은 "mRNA 백신은 우리의 DNA를 변형시키지 않는다"라는 주장이 완전한 거짓임을 보여준다. 나는 여기서 한마디 더 하고 싶다. mRNA 백신이 체내에서 오래 유지되는 미증유의 안정성을 고려할 때, 어떻게 이 mRNA가 언제든 '칼'들을 만나지 않으리라고 상상할 수 있나? DNA로의 전사라 불리는 이 만남이 가능하다면, 세포핵으로의 침입과 통합 또한 가능하지 않겠는가. 게다가 우리 세포에 비정상적으로 오래 머무는 mRNA는 이 만남의 위험을 증가시킨다.

놀라움은 여기서 멈추지 않는다. 세포들이 서로 결합하

여 세포핵에 접근하면서 거대해지는 모습을 보여주는 영상도 등장했다. 이 영상들은 결합을 실현시키는 것이 바로 이 스파이크 단백질이며, mRNA 백신 때문에 우리 몸이 스파이크 단백질을 생산하는 공장이 되었음을 설명해준다. 해당 연구의 한 구절을 인용해본다. "스파이크 단백질은 백신을 접종받은 사람들의 일부 세포들을 융합시킨다는 사실을, 반대 증거가 나오기 전까진, 가정하는 것이 현명해 보인다."[71]

더 큰 문제는 세포들이 융합하는 동안 DNA의 후성적 유전 물질이 변질되고 그로 인해 암이 발생할 위험, 유전자가 변형될 위험이 다시 한번 증가한다는 사실이다. mRNA와 같은 유전자 치료제를 연구해온 제약 회사들이 해당 치료제가 게놈에 미치는 독성, 즉 암을 일으키는 성질(손상된 게놈은 암으로 나타난다) 같은 것에 대해 이미 분석을 마쳤기를 기대할 수 있다.

그러나 이런 일은 유전자 치료제의 출시 전에 이뤄지지 않았고, 출시된 이후에도 여전히 그렇다. 게놈에 대한 독성(이를 유전 독성이라고 한다)의 가능성을 열어젖힌 이 같은 연구가 발표되고 나서 제약사들이 보여준 반응은 과학자 공동체가 보여준 반응과 마찬가지로 놀라울 정도로 조용하다. 이들은 왜 이러한 연구 결과에 무반응을 보이는 것일까? 왜냐하면 그것은, 내 아이들이 흔히 말하듯, '불편해지기' 때문이다. 그것은 제약사들이 숨기고 싶어 하는 불편한 진실이다.

이러한 현실에도 불구하고, 우리는 이 제약 회사들을 신뢰해야 했다. 세계의 모든 과학 기관들과 마찬가지로, 미국 질병통제예방센터(CDC)가 코비드 백신은 "어떤 방식으로도 우리의 DNA와 결합하지도, 그것을 변경시키지도 않는다"[72]라고 공언했기 때문이다. 하지만 정보 공개의 자유가 명백히 존재하는 미국에서는 이런 사실들을 공표한 기관들에 문제를 제기할 완벽한 권리, 어떤 데이터에 근거하여 그와 같은 내용을 확언했는지 물을 수 있다.

코비드 백신이 인간 유전자를 변형시킬 가능성은 전무하다고 공언했던 과학적 근거를 공개할 것을 요구받은 CDC는 마침내 이렇게 답했다. "우리 기관이 보유한 자료들 중에는 당신의 요구에 답할 어떤 자료도 없습니다."[73] 그들은 마치 "돌아가시라고요. 여기엔 아무것도 없다니까요!"라고 말하는 듯하다.

바로 이런 백신을 수천만의 여자와 남자, 청소년 그리고 지금은 아이들에게까지, 우리가 지닌 가장 은밀한 분자, 우리의 DNA, 우리의 게놈, 우리의 유전자 유산에 대한 그 어떤 보호 장치 없이 집단적으로 맞혔다는 사실은, 상상만으로도 나를 현기증 나게 만드는 당혹감에 빠뜨린다.

기억하시는지, 화이자가 '75년 4개월 뒤에' 모두 공개하려 했던 45만 페이지의 자료들을……. 바로 그 자료들 가운데 정확히 30페이지에서 우리는 "특별한 관심이 요구되는 부작용 리스트"[74]를 발견할 수 있다.

그것은 엄청난 충격이다. 우선 가짓수에서 그렇다. 1,291개가 넘는 질병이 "특별한 관심이 요구되는 부작용"으로 분류되어 리스트에 올라와 있다! 첫 줄에 나온 첫 번째 질병만 인용해보겠다. "1p36 삭제 증후군." 이것은 일종의 염색체 이상으로, 1번 염색체 일부가 손실된 경우다. 이 경우 나타나는 증상은 "특수 안면 기형, 근육 긴장 저하, 발달 지연, 지적 장애, 간질, 심장 기형, 언어 습득의 부재 혹은 지연, 태아 성장 지연" 등이다.

이상은 유전적 질병의 바이블이라 할 수 있는 오르파넷(Orphanet)*에서 파악할 수 있는 내용이다. 이것은 (얼굴과 심장애) 기형을 일으키는 장애 질환으로, 지적 능력의 결함과 근육 약화도 초래한다. 다시 한번 말씀드리지만, 이 질환은 끝없는 끔찍한 리스트의 첫 줄일 뿐이다.

어떻게 mRNA 백신이 염색체의 부분적 파괴와 조금이라도 연관성을 가질 수 있다는 말인가? 화이자가 백신 부작용으로 나열한 리스트를 집요하게 들여다본 결과, 나는 그 안에서, 오르파넷이 유전성 질병으로 분류한 질병을 하나가 아니라 90개나 발견했다.

우리는 리스트에 오른 1,291개 질병에 대한 설명을 듣기를, 특히 백신 부작용으로 분류된 90개의 유전적 질병에 대한 설명을 들을 수 있길 바란다.

말이 나온 김에, 미국 적십자사가 내놓을 설명도 기대하고 있다. 미국의 다른 기관들과 함께 수혈을 담당하고 있는 이 기관은 2021년 4월 19일, 트위터를 통해 자신들은 비백신자의 피만 사용한다고 공지한 바 있다.[75] 이상하지 않은가?

- 희귀 질환 환자의 진단, 관리 및 치료를 용이하게 하고 개선하기 위해 희귀 질환에 대한 지식을 모으고 개선하는 정보 창구로, 1997년 프랑스 국립보건의학연구소가 만들었다.

제5장

빅 파마, 인류의 구원자?

이번 장에서는 단 하나의 질문만 던질 것이다. 우리는 제약 회사들을 신뢰할 수 있는가? 이에 대한 답은 '그렇다'이다. 그러나 우리는 상상력을 동원할 때에만 이 같은 답변에 도달할 수 있다. 빅 파마*가 그동안 저질러온 다음의 사실들을 잊기엔 현실과 이상 사이에 엄청난 차이가 있기 때문이다.

---

* 대규모 제약 회사들을 일컫는 말. 연간 집계되는 미국의 각 산업 분야 로비 비용에서 압도적 1위로 등극해온 제약업계의 막강한 로비 실태를 폭로하는 의미에서도 자주 사용되는 말이다. https://www.statista.com/statistics/257364/top-lobbying-industries-in-the-us/

―빅 파마는 100여 차례 이상 법의 유죄 판결을 받은 바
  있다.
―빅 파마는 임상 시험이 끝나지도 않은 백신을 상업화
  했다.
―빅 파마는 전 세계에 항코비드 백신을 정신 나간 가격
  으로 판매했다.

대형 제약사들의 난장판 유죄 판결

얼핏 들으면 그리스 여신의 이름 같지만, 탈리도미드
(Thalidomide)는 치료제 이름이다.

  이 약은 1950년대에 최초의 보건 스캔들을 일으킨 뒤 '소
프트농(Softenon)'이라는 이름으로도 알려져 있다. 나병과
유행성 독감을 치료하는 기적의 약으로 판매되던 이 약은
신생아에게서 난청, 안면 마비, 심장 이상 등의 심각한 선천
성 기형을 야기했다. 하지만 제약 회사 그루넨탈은 이 약의
어떤 부작용에 대해서도 언급하지 않았음을 기억할 필요가
있다. 약상자 안에는 부작용에 대한 안내 문구가 없었다. 이

약이 이중의 비극이 되었던 것은 상업화 초기 단계였기에, 이 약이 어떤 문제를 일으키는지 모르는 상태에서 의사들이 임신부들에게 약을 처방했기 때문이다. 대체 왜 그랬던 것일까? 이 문제의 약이 구역질을 진정시키는 효과가 있었기 때문이다.

이 치료제가 어떤 부작용을 불러오는지 알기 위해선, 이 약을 복용한 임신부들의 아기들이 태어날 때까지 기다려야만 했다. 1960년대에 이르러서야 해당 약과 아기들의 기형 사이에 분명한 상관관계가 입증되었다. 연관성이 입증된 후에 약의 판매는 서둘러 중단되었으나, 때는 너무 늦었다. 이미 2만 명의 아기들이 이 문제의 약으로 인한 피해를 입었다. 절반의 아기들이 돌을 맞기 전에 죽었고, 1만 명은 여전히 오늘까지도 살아남았지만 이 약이 뿌린 고통을 겪고 있기 때문이다.

하지만 안심하시라. 제약 회사 그루넨탈은 이후, 정확히 말하자면 2012년에 이 약에 대해 사죄를 구했으니. 그들이 이 미친 짓을 저지르고 60년이 지난 후에야 사죄를 고했으며, 그들이 덜미를 잡히고 나서야 마지못해 사과했다는 사실 정도는 잊어줘야 하지 않겠는가……

내가 이 제약 스캔들을 언급하는 이유는 바로 이 사건이 유럽 내에서 의약품에 대한 통제를 강화하는 법적 토대를 마련하는 계기를 제공했기 때문이다. 이 사건은 더 이상 같은 스캔들이 발생하지 않을 수 있는 기회를 만들어주었기 때문이다. 적어도 우리 꿈속에서는. 그러나 현실에선 제약 업계를 얼룩지게 한 비슷한 사건들을 인용하려면 1,000페이지가 넘는 지면이 필요할 지경이다. 심지어 그들은 우리를 치료하는 자들이다. 이 자리에선 그중 극히 일부만 소개하겠다.

1990년대 말부터 오피오이드(마약성 진통제)는 미국에서만 56만 4,000명이 넘는 사망자를 냈다.[1] 예를 들어 옥시콘틴(Oxycontin)은 오피오이드 성분의 마약성 진통제로, 각별히 미친 듯한 중독성이 있다. 옥시콘틴을 만든 퍼듀 파마(Purdue Pharma)는 해당 제품의 강력한 중독성을 알고 있었다는 사실이 나중에 밝혀진다. 그럼에도 불구하고 제약사 측은 공격적인 홍보 전략을 펼치며 이 약을 팔아왔다.[2] 이들은 특히 의료 방문원(영업 사원)들을 고용하여 수백, 아니 수천 명의 의사들에게 영업하도록 했다. 그들이 하는 일은 물론 옥시콘틴을 최대한 많이 파는 것이었다.

하지만 안심하시라. 퍼듀 파마 역시 그루넨탈이 그랬던 것처럼 이후에 사과했다. 물론 이것은 농담이다. 2021년 미국의 한 판사는 퍼듀 파마에 피해자와 피해를 입은 관련 기관들에 45억 달러를 배상할 것을 명했다. 이해하시겠나. 이 기관들은 바로 제약사들에 약을 팔도록 허락한 자들이다. 법원은 벌금을 받고 제약사에 면책권을 준다.

제약업계의 이 공고한(!) 기업 윤리를 입증해주는 사례는 이것 말고도 산더미다. 여기 한두 개를 더 소개하고 넘어가겠다. 소염 진통제인 바이옥스(Vioxx)는 미국에서만 16만 건의 뇌졸중과 심장마비를 일으켰고, 그중 적어도 6만 명이 사망했다. 피로 회복제이자 다이어트 약으로 알려진 메디아토르(Mediator)는 약 2,000명의 사망자를 냈다. 유산을 방지할 목적으로 처방된 디스틸벤(Distilbène)은 그 약을 소비한 여성들에게 생식기암을 유발했을 뿐만 아니라, 후세들에게도 그 위험을 전달했다. 자궁 안에서 이 약에 노출된 여성들은 유방암의 위험이 2배로 늘었고, 3세대에선 뇌성 마비의 위험과 미숙아 출생 확률도 증가했다. 이 정도에서 멈출까 한다.

아니다. 레보티록스(Levothyrox) 스캔들을 언급하지 않고 지나가면 아쉬울 것 같다. 이 스캔들은 제약 회사가 유죄 판결을 받은 최근 사건이다. 갑상선 저하증 치료제로 처방되어 온 이 약은 제약 회사가 제조 공식을 변경하기 전까지는 별문제 없이 제대로 작동하는 듯 보였다. 그런데 어쩌나, 그들은 제조 공식을 바꿨고, 이 사실을 소비자들에게 알리는 것을 잊었다. 새 버전의 약은 피로와 두통, 불면증, 현기증, 우울증, 관절과 근육통, 탈모증(체모 및 모발 손실) 등을 야기했다. 결국 해당 약을 제조한 제약사(머크)는 그들을 상대로 집단 소송에 참여한 3만 1,000명의 프랑스인들에게 330만 유로의 배상금을 지급하라는 판결을 받았다. 그러나 판사는 해당 약품을 시장에서 퇴출시키지는 않았다. 머크에 따르면, 현재 프랑스에서만 약 250만 명의 환자들이 새 공식으로 만들어진 레보티록스를 사용하고 있다.[3]

마지막으로 화이자 이야기를 다루고 이 얘기를 끝낼까 한다. 당신은 이 제약 회사 이름이 마치 당신 아이들 이름처럼 익숙할 것이다. 바로 세상에서 가장 많이 사용된 백신, 즉 코비드 백신을 만든 그 회사를 말하고 있으니.

화이자가 여러 나라의 사법부로부터 수차례 유죄 판결을 받았다고 말하는 것은 완벽하게 정확한 사실이다. 그중 하나가 2009년 23억 달러에 달하는 벌금을 물었던 사건이다.

이는 그때까지 제약 회사들에 내려진 유죄 판결에 따른 벌금 액수의 최고치였다!

미국 법무부에 따르면, 화이자는 사기성 상업 행위와 의사들에 대한 뇌물 혐의로 처벌을 받았다. 이 사건은 2005년 부작용 때문에 시장에서 퇴출된 바 있던 소염 진통제 벡스트라(Bextra)에 관한 것이었다. 약이 시장에서 퇴출된 지 4년이 지난 뒤에야, 제약 회사는 그들의 그릇된 판촉 방식으로 인해 처벌을 받은 것이다.[4] 우리는 그들이 만든 코로나 백신이 그들의 윤리 의식보다는 믿을 만한 것이길 바랄 뿐이다.

2012년, 화이자는 부패 혐의로 6000만 달러의 벌금을 물기도 했다.[5] 이들은 유라시아 지역의 여러 나라(불가리아, 크로아티아, 카자흐스탄, 러시아)에서 사업 진행 속도를 단축시키기 위해 담당 공무원들에게 뇌물을 건넸다고 미 법무부는 밝혔다.

또한 화이자는 부모의 동의 없이 나이지리아 아이들에게 항생제를 테스트한 혐의로 고발당하기도 했다.[•6] 이들은 자신들의 의약품에 대해 과다 청구를 하기도 했고,[••7] 화이자 사장은 자신의 의약품에 대한 기만적 진술 때문에 고소당하기도 했다.[8] 그들의 화려한 범죄 기록 중에서도 백미는 마지막에 남겨두었다. 그들은 결함 있는 심장 판막기를 만들어 팔아온 행위로 유죄 판결을 받기도 했다.[9]

다시 한번, 그들이 만든 코비드 백신이 그들의 윤리 의식보다는 믿을 만하기를 기대할 뿐……

설령 그렇지 않다 해도, 안심하자. 유럽집행위원회가 10억 회 분량의 코비드 백신을 화이자로부터 사들였을 때, 숱한 사법 스캔들을 만들어왔던 화이자의 강철 같은 기업 윤리를 확인했으니. 게다가 2021년 4월 26일, 유럽집행위원

- 1996년 화이자는 자신들이 개발한 새로운 항생제 트로바플록사신(Trovafloxacine)의 임상 시험을 나이지리아 어린이 200명을 대상으로 시행했다. 그 결과 11명의 아이가 죽고, 청각 장애, 마비, 언어 장애, 실명, 뇌 손상 등의 치명적 부작용이 나타났다. 나이지리아 정부 측에 따르면, 이 임상 시험은 지자체의 승인 없이 이뤄졌을 뿐 아니라, 화이자는 참가자들이 전염병 피해자 치료에 참가하는 것처럼 가장하여, 임상 시험의 의도를 숨겼다고 한다. 2007년 나이지리아 연방 정부는 화이자를 상대로 약 60억 달러를 청구하는 소송을 제기한 바 있다.

- ● 영국의 시장경쟁국(CMA, Competition & Markets Authority)은 2016년 12월, 화이자가 시장에서의 우월적 지위를 남용, 그들이 제조한 페니토인(Phenytoin)에 부당한 가격을 부과함으로써 영국 국민건강보험(NHS, National Health Service)으로 하여금 수천만 파운드를 초과 청구하게 했다고 판정, 화이자에 8420만 파운드의 벌금을 부과하는 동시에 가격 인하를 지시했다.

회는 한 유럽의회 의원의 질문에 답해야 했다. 그 의원은 위원회가 화이자와 코비드 백신을 구매하는 계약을 진행할 때, 그들이 화이자가 지고 있는 사법적 책임에 대해 검토한 사실이 있는지를 물었다. 답신에는 "무해성, 효능, 의약품으로서의 품질에 관해 신뢰할 수 있는 정보들"을 가진 백신을 조달하기 위해 유럽연합이 기울인 노력에 대한 아름다운 문장들로 가득했다. 그러나 해당 제약사의 전과 기록에 대해서는 단 한 마디 말도 없었다.

제약사들의 정직성에 대해서는, 대형 제약사들 중 화이자가 유죄 판결을 받은 유일한 제약사가 아니라는 사실을 언급하며 이 장을 마무리하고자 한다.˙ 극히 일부를 제외하고, 모든 대형 제약사들은 여러 나라의 사법부로부터 제재를 당한 바 있다. 화이자와 더불어 코비드 백신에서 가장 많이 사용된 백신을 생산한 존슨앤드존슨도 예외가 아니다.[10]

- 화이자는 2000년부터 2022년까지 법원으로부터 96회의 유죄 판결을 받았으며, 이로 인해 그들이 지불해야 했던 벌금은 109억 4583만 8,549달러(한화 약 13조 원)에 달한다. https://violationtracker.goodjobsfirst.org/parent/pfizer

임상 시험이 끝나지도 않은 백신이 상업화되다

일반적으로 하나의 백신이 시장에 출시되기까지 10년 정도가 소요된다는 사실을 아시는지 모르겠다. 왜 그럴까? 통상적인 절차에 따르면, 백신 연구 단계가 끝난 후에는 동물에 대한 실험, 그다음으로 인간에 대한 실험이 이어진다. 이 단계를 임상 시험이라고 부른다. 임상 시험에는 상(相)이라 불리는 세 단계가 있다. 각각의 단계에서 연구자들은 연구를 가다듬는다. 그리고 미래의 백신 사용자들의 안전을 위해 참여자들을 추가한다.

임상 시험 1상에선 제품의 독성을 평가한다. 여기엔 적은 수가 참여한다. 일반적으로 몇십 명 선이다. 백신의 양에 문제가 없는지 확인하기 위해 후보 백신이 주입된다. 쉽게 말해 백신이 사람을 죽이지 않는지를 확인하는 단계다. 연구자들이 주입된 백신 물질이 몸속에서 어떻게 되는지를 관찰하는 단계이기도 하다. 이를 동역학(動力學)이라 부른다. 이 단계에서 나중에 상업화되었을 때 주입할 백신의 양이 결정되기도 한다. 즉 몸이 견뎌낼 수 있는 백신의 양이 어느 정도인지를 판별하는 것이다. 정상적인 상황이라면 1~2년 걸린다.

2상에 이르면 후보 백신의 효과를 검토한다. 이번엔 보다 많은 참여자들을 대상으로 임상 시험이 진행된다. 일반적으로 100~400명 선이고, 이 단계에서 제약사들은 비교 테스트를 한다.

참가자들을 두 그룹으로 나눈 다음, 한 그룹에는 백신을 주입하고 나머지 그룹엔 위약(플라세보, 활성 성분을 함유하지 않은 물질)을 주입한다. 물론 참가자들은 자신이 어느 그룹에 속해 있는지 모르는 상태에서 진행된다. 이 단계는 백신의 효능을 결정짓는 단계다. 그리고 이 단계에서 향후 백신이 상업화될 때 투여될 백신의 양이 더 미세하게 조정된다. 또 부작용에 대한 면밀한 검토가 시작되는 단계이기도 하다. 이 단계는 보통 3년에서 5년이 소요된다.

3상에 이르면 참가자들의 규모가 확대된다. 이때는 다양한 프로필을 가진 여러 나라 사람들이 수천 명 규모로, 서로 다른 양의 백신을 투여받으며 참여하게 된다. 2상 때와 마찬가지로 3상 또한 3~5년가량 걸린다. 이것이 일반적인 경우다. 그러나 코비드 백신에선, 제약사들이 더 많은 참가자들을 대상으로 임상 시험을 진행했다. 모더나 3만 명, 아스트라제네카 4만 명, 화이자 4만 4,000명, 존슨앤드존슨 9만 명이 2단계에 걸쳐 임상 시험에 참여했다.•

이 3상의 목표는 엄중하다. 바로 이 단계에서 상업화 직전, 백신의 이익-위험의 상관관계를 최종적으로 측정할 수 있기 때문이다. 코비드의 경우엔 상업화 직후에 그것을 했다. 이번에는 일이 정반대로 진행됐다고 할 수 있다. 그렇다, 잘못 읽으신 게 아니다. 이번 코비드 백신 상업화는 3상 시험을 마치지 않은 상태에서 진행되었다.

프랑스 보건부 장관 올리비에 베랑은 2021년 7월 2일 오드센에서 열린 기자 회견 때 이렇게 말했다. "우리가 흔히 듣는 가짜 뉴스들 가운데, 백신이 여전히 실험 단계라는 얘기가 끈질기게 이어지고 있습니다. 이는 완전한 가짜 뉴스

• 저자는 코로나 백신의 경우 더 많은 참가자들을 대상으로 임상 시험을 진행했다고 밝히고 있다. 문제는 몇 명이 임상 시험 3상에 참여했느냐가 아니라, 3상을 시작은 했으나 끝나지 않은 상태에서 전 세계인을 대상으로 약을 판매하기 시작했다는 사실이다. 이 백신이 과연 바이러스의 전파를 차단하는 데 효과적인지, 심각한 부작용은 없는지, 단기·중기·장기적으로 파악하고, 백신의 위험과 이득 가운데 어느 쪽으로 저울이 더 기우는지를 판단하기 위해 필요한 최소한의 시간은 화이자의 경우, 2023년 2월까지였으나, 백신 제조사들은 그 결과에 대한 증거를 수집한 뒤 분석할 시간을 갖지 않고 2020년 12월부터 판매를 시작했던 것이다.

입니다. 3상 시험은 수개월 전에 이미 완료되었습니다. 검증은 끝났습니다. 지구촌 전체를 대상으로 30억 회의 백신 주사가 투입되었습니다. 모든 것이 순조롭게 진행되고 있습니다. 여러분은 이대로 쭉 가시면 됩니다. 걱정할 일은 아무것도 없습니다." 그의 말은 뻔뻔한 거짓말이었다.• 게다가 그를 제외하곤 다른 나라의 어떤 정치인도 이 주제로 말한 적이 없다. 공식적으로, 하나의 목소리를 가진 전 세계의 모든 지도자들은 이렇게 말했다. "우린 철저히 백신 접종에 임한다!" 바로 그 백신의 3상 시험이 끝나지 않았다는 사실을 알리지도 않은 채. 믿을 수 없는 일이지만 사실이다.

나는 그동안 초대받았던 수많은 텔레비전과 라디오 방송에서, 프랑스 상원에서 진행된 청문회에서 늘 이렇게 물었

• 올리비에 베랑 장관의 기자 회견 직후,《르몽드》는 화이자에 그의 말이 진실인지 여부를 확인했다. 화이자는 "백신 3상 시험은 여전히 진행 중"이라는 답변을《르몽드》에 전했다. 모든 코로나 백신은 조건부 긴급 승인을 받고 시장에 출시되어 지구촌 전체를 대상으로 3상 시험을 진행 중이며, 화이자의 3상 시험은 2023년 2월에 완료된다고《르몽드》 기사는 전하고 있다. https://www.lemonde.fr/les-decodeurs/article/021/07/08/covid-19-les-essais-de-phase-3-des-vaccins-sont-ils-termines-depuis-des-mois-comme-l-affirme-olivier veran_6087580_4355770.html#:~:text=Il%20est%20vrai%20que%20les,de%20phase%203%20se%20poursuit%20%C2%BB.

다. "그런데 말이죠…… 우린 3상 시험이 완료되기를 기다려야 하지 않나요?"

더욱 걱정스러운 점은 해당 백신의 안전성에 대한 그 어떤 약리학 연구도 진행된 적이 없을뿐더러, 진행 중인 작업조차 없다는 사실이다. 이 연구는 무얼 의미할까? 그것은 간단히 말해, 후보 치료제가 생명 유지의 핵심 기능에 해를 끼치지 않는지를 확인하는, 유럽과 국제적 수준의 필수적인 일련의 안전 테스트를 말한다.

더 심각한 것은, 그 어떤 발암성 연구도 진행된 바 없다는 사실이다. 이는 무엇을 의미하는가? 진짜 별거 아니다. 해당 약물이 암을 유발하는지 여부를 확인하는 과정일 뿐.

계속해보겠다. 유전 독성에 대한 연구도 없다. 백신이 유전성 제품임에도 불구하고 말이다.

마지막으로, 다른 약물들과의 상호 작용 연구도 진행되지 않았다. 뭐, 어차피 약을 먹는 사람은 아무도 없을 테니까……. 이런 연구는 안 한 것이다. 부차적 약력학 연구, 즉 후보 약물이 원하지 않는 목표에 끼칠 수 있는 부수적 피해에 대한 연구도 마찬가지다.[11]

어떤 이들은 상황이 급했다고, 우리에겐 그런 신중을 기할 만한 시간이 없었다고 내게 말할 것이다. 그런 사람들에게 나는 오히려 이렇게 말하고 싶다. 3상이 끝나기 전, 내가 언급한 시험들이 완료되기 전까진 아무것도 하지 않는 것이 더 중요한 일이었다고. 다시 말해 백신이 불활성된 물질에 비해 더 해로운 건 아닌지에 대한 확인이 필요했다고.

미국 국립보건원이 운영하는 사이트(ClinicalTrials.gov)의 자료에 따르면, 각 백신들의 3상 임상 시험이 끝나는 날은 이런 내용을 확인하기 위한 자료들이 수집되는 마지막 날에 해당한다. 모더나의 경우 그 날짜는 2022년 12월 29일이다. 화이자-바이오엔텍은 2023년 2월 15일, 아스트라제네카는 2023년 2월 24일, 얀센은 2023년 3월 31일까지 기다려야 한다.

모더나와 화이자만 18세 미만에 대한 백신 접종 허가를 받았다. 그들은 생후 6개월부터 11세에 대한 임상 시험을 진행한 바 있다. 아이들에 대한 3상 시험이 완료되는 시점은 모더나가 2023년 11월 12일, 화이자가 2024년 5월 24일이다. 그때까지는 아무 걱정 마시라. 지구촌 인구의 겨우 70%만 백신을 맞았을 뿐이니……

2022년 6월 9일 프랑스 상원 의회에서 발행된 보고서를 인용해보겠다.[12] "보건 위기 상황과 효과에 대한 우려 속에서 유럽 의약품청은 코비드19에 맞설 백신의 AMM(제품의 시장 상품화 허가)을 위해 롤링 리뷰(Rolling reviews)라 불리는 지속적 검토 시스템을 최초로 도입했다. 제약사들이 취득한 자료들은 (……) 실시간으로 보건 당국들에 전달된다. 평상시라면 약 1년이 걸릴 자료 검토에 소요되는 시간을 줄이기 위함이다." 이것이 의미하는 바는, 백신의 시장 상품화는 오로지 백신 제조사들의 진술에 의거해 이루어졌다는 점이다. 인류 전체를 대상으로 백신을 접종하겠다고 결정했을 때, 이러한 사실이 문제가 된다.

또한 같은 보고서에서 우리는 다음과 같은 내용도 접할 수 있다.

"백신 제조사에서 제공한 자료들에 근거하여, 서로 다른 항코로나 백신들은 백신 상품의 시장화를 위한 조건부 승인을 받았다. (……) 이 조건부 승인은 수많은 비판의 근거가 되었다. 어떤 시민들은 자신이 백신 제조사들의 '임상 시험에 참여한다는 느낌을 가지기도 했다'.

그러나 조건부 시장 판매 승인도 상당수 조건에 부합해야 주어지는 것이다. (……) 몇 가지 조건이 요구되었다. 존재하는 자료에 근거한 이익/위험성 평가에 대한 긍정적 보고서, 승인 이후 전체 자료를 제공할 수 있는 제약사의 높은 가능성, 충족되지 않은 의학적 필요에 대한 응답."

"존재하는 자료에 근거한 이익/위험성 평가에 대한 긍정적 보고서?" 우리가 알다시피 제약사가 바로 그 자료를 작성하는 주체인데, 자신들이 한 일에 대해 자신들이 심판한다는 뜻, 맞나?

"승인 이후 전체 자료를 제공할 수 있는 제약사의 높은 가능성?" 얼마 만에 그 자료를 달라는 얘기인가? 혹시 75년 내에?

"충족되지 않은 의학적 필요에 대한 응답?" 여기에 대해 그렇다고 답하면, 아지트로마이신과 하이드록시클로로퀸은 말할 것도 없고, 비타민 D와 이버멕틴 등의 사용을 강조한 권위 있는 과학 잡지들에 실린 수천 개의 연구 결과들은 곧바로 무시될 수 있다는 의미인가?[*] 나는 이 문제는 히포크라테스의 선서 앞에서 맹세한 의사들의 직업 윤리에 대한 문제로 남겨두고 싶다. 그들이 할 일은 환자를 위한 최선의 방법을 찾아내는 것이지, 논란이 되는 주제라 하여 주어진 답변을 취하는 것이 아니다. 자기 환자들의 생명이 달린 문제이기 때문이다.

연구자나 의사로서, 우리는 어느 날, 국제형사재판소가 우리에게 책임을 물을 수도 있다는 사실을 역사는 가르쳐 준 바 있다.

정신 나간 백신 가격

옥스팜(Oxfam)은 가난과 기근에 맞서 싸우는 전 세계 20개 조직을 하나로 모은 국제 연합 조직이다. 옥스팜은 1992년, 시민 단체로서는 유일하게 노벨 평화상 후보에 오르기도 했다. 지금 그들이 무엇을 말하는지, 좀 더 정확히 말하자면 지난 몇 개월 동안 이들이 뭐라고 썼는지 보자.

"화이자, 바이오엔텍, 모더나. 코비드19에 맞선 싸움에서

● WHO의 규정은 기존에 존재하는 의약품 가운데 문제의 질병에 대한 해법이 전혀 없을 경우에만 3상 시험을 완료하지 않은 백신에 대한 임시 허가를 내주도록 하고 있다. 그러나 코로나19에 대해서는 하이드록시클로로퀸, 아지트로마이신, 이버멕틴, 비타민 D 등이 높은 수준의 완치율을 보이는 해법임을 세계 유수의 과학 잡지에 실린 연구 논문들이 입증한 바 있음에도, 3상 시험이 완료되지 않은 백신에 대한 임시 허가를 내주었다.

가장 많이 사용된 백신을 제조한 이 회사들은 2021년 1초당 1,000달러씩의 이익을 취했다.

이 회사들이 취한 세금 공제 이전 수익은 340억 달러에 이르는데, 이는 1초당 1,000달러를 넘어서는 규모이고, 1분당 6만 5,000달러, 하루 9350만 달러에 달한다. 이 제약 회사들이 취한 터무니없는 이익은 9명의 새로운 억만장자의 출현을 가능케 했다.

2022년 2월 발표된 보도 자료는 화이자가 2022년 코비드 백신 판매로 540억 달러의 매출을 달성할 것으로 예측한다고 알린 바 있다.

이 수치는 2021년 11월 16~18일에 열린, 제약업계 운영진의 연례 모임에서 발행한 최근 연차 보고서를 바탕으로 작성되었다."[13]

요약하자면, 제약 회사들은 미친 수준의 수익을 창출해 냈다. 뭐, 안 될 것도 없다. 돈을 버는 것 자체가 벌 받을 일은 아니다. 그러나 다음의 글을 읽으면 조금 생각이 달라진다. "화이자, 바이오엔텍, 모더나는 코비드19에 맞선 투쟁의 차원에서 각국이 제공한 80억 달러가 넘는 공공 자금을 지원받았다. 하지만 이 기업들은 공공의 이익보다 자신의 경제적 이득을 우선시한다. 그들이 받은 공적 지원에도 불구하고, 제약사들은 백신 생산 비용의 5배가 넘는 막대한 수준의 마진을 남기며 장사를 해왔다.

게다가 이 세 회사는 자신들의 기술과 노하우를 개발도상국들과 공유하는 것을 단호히 거부한다. 세간의 편견과 달리 그 나라들에는 백신을 생산하는 데 필요한 능력을 갖춘 이들이 있다.

화이자의 대표 앨버트 불라는 백신 제조 기술의 공유 요청에 '위험한 비상식'이라고 평했다.

위험한? 대체 어떤 사람들에게 생산의 노하우를 공유하는 것이 위험한 일이 될까. 그게 화이자 주주들이 아니라면? 그러나 이것이 다가 아니다. 2021년 여름에 발간된《파이낸셜 타임스》지면을 통해, 좀 더 자세히 말하자면 8월 1일, 화이자-바이오엔텍과 모더나는 적어도 유럽 내에서의 백신 가격을 올리겠다고 발표했다.[14] 그리하여 1회분 백신의 가격은 화이자-바이오엔텍이 15.5유로에서 19.5유로로, 모더나는 19.5유로에서 21.5유로로 올랐다. 이러한 가격 재조정은 첫 번째 제품에 대해선 25%의 가격 인상, 두 번째 제품에 대해서는 13%의 가격 인상을 의미한다. 2022년 10

월 24일, 우리는 화이자가 다시 한번 가격을 인상한다는 소식을 듣는다. 이번엔 접종 1회당 가격이 130달러에 달한다![15]

여러분은 화이자 백신 1회분의 제조 원가를 알고 있나? 임페리얼 컬리지 오브 런던의 연구팀이 2020년 12월《백신》에 게재한 논문에 따르면, 유로화 61센트(한화로 약 854원)다.[16] 이 금액에 포함된 것은 원료, 생산 수단들에 대한 비용이다. 제품 마감 비용, 즉 백신을 담은 유리병과 포장 비용은 포함되어 있지 않다.

프랑스 월간지《알테르나티브 에코노미크(Alternatives économiques)》가 임페리얼 컬리지 오브 런던 측에 백신의 원가에 대해 대답해줄 것을 요구했다. "우리는 mRNA 백신의 용기 포장 부분에 드는 비용은 10회 분량 한 병에 27센트로 평가할 수 있습니다." 이 문제를 담당한 화학 공업 파트의 수장인 닐레이 샤(Nilay Shah) 교수는 이렇게 답했다. 따라서 화이자-바이오엔텍 백신은 1개당 0.88달러, 모더나 백신은 2.29달러가 된다.

그러나 백신 가격은 임페리얼 컬리지의 연구원 졸탄 키스(Zoltan Kis)가 2021년 6월 9일자《르몽드》에서 설명했듯

이, 여기서 멈추지 않는다.

"백신의 최종 가격은 또 다른 요소들을 포함하고 있다. 연구 개발비, 임상 시험비, 유통비, 지적 재산권, 그 밖에 법률 자문비 등. 또한 판매 마진도 추가해야 할 것이다. 사실 백신 개발에 참여한 일부 회사들은 지난 10년간 mRNA 백신 플랫폼 기술 개발을 위해 수십억 달러를 투자해왔다."[17]

이 설명들은 정당해 보인다. 하나의 백신이란 단지 그 내용물과 용기만을 뜻하는 것은 아님에 분명하다. 제약 회사가 지불한 비용에는 백신 개발 비용으로 추가되는 또 다른 비용이 있을 것이다. 예를 들면 특허 출원.

특허는 새로운 발견을 법적으로 보호해준다. 따라서 비용 때문에 특허를 포기한다는 것은 있을 수 없는 일이다. 기술을 공유하겠다면 모를까. 하지만 그런 일에 나설 사람들이 아니다. 요컨대 특허 출원에는 상당한 비용이 든다. 모더나와 화이자-바이오엔텍 백신의 mRNA 특허 출원에는 각각 7500만 달러가 들었다.

그러나 기억해야 할 점은,

1. 이 특허는 코비드 훨씬 이전인 2005년에 출원되었고,

2. 코비드 백신을 개발하기 위해 이 두 제약사는 80억 달러가 넘는 공공 자금을 지원받았다는 사실이다……. 이는 마치 코비드 백신을 사기 위해 비용을 두 번이나 지불한 것 같은 느낌이다. 그렇지 않은가?

프랑스에서 벌어진 작은 여담을 소개한다. 건강보험 지출 변화 경보위원회(CADAM)에 따르면, 프랑스 정부가 코로나 백신 구입을 위해 2021년 사용한 돈은 46억 유로를 넘고, 이 비용은 사회보장기금에서 나왔다.[18] 여기에는 빅 파마에 초기에 지불한 지원 기금은 포함되지 않는다. 백신 접종 캠페인을 위해 정부가 지불한 비용도 들어가 있지 않다. 그러나 이 비용은 정당화되었다. 적어도 당시 공공 부문 예산 지출을 담당하던 장관 올리비에 뒤소(Olivier Dussopt)에 의해선. 그는 자신의 입장을 이렇게 설명했다. "우리는 백신 접종 비용에 대해선 결코 자세히 들여다보지 않을 것이다. 이는 프랑스인과 프랑스 기업들을 위해 우리가 할 수 있는 최고의 투자이기 때문이다."[19]

정말로, 이제 더 이상 프랑스에선 코비드에 걸린 사람이 없다. 그렇지 않은가? 아니, 전 세계가 마찬가지다! 2023년

1월 7일, 지난 24시간 동안 프랑스에서 발생한 새로운 코비드 환자 32만 8,214명은 카펫 밑으로 밀어 넣으면 그뿐이다.[20] 이 또한 백신이 결과적으로 "우리가 할 수 있는 최고의 투자"라는 증거가 아니겠는가?

● 2023년 8월 넷째 주, 대한민국 질병청이 발표한 일일 평균 코로나19 신규 감염자 수는 3만 7,000명에 달한다.

결론

당신과 당신 아이들에게
코로나 백신을 접종할 것인가?

기억하시는가? 각국의 정부 수장들이 코비드 백신은 결코, 결단코 의무가 되지는 않을 것이라고 장담하던 것을. 하지만 교묘하고 현실적인 방식으로 그것은 의무 접종이었다. 어느 누구도 백신 접종을 강제당하기 위해 관자놀이에 총구가 겨눠지지는 않았으나, 사회적인 삶을 유지하는 것은 포기해야 했다. 더 이상 일하러 직장에 나갈 수 없는 경우도 있었고, 심지어 해고되는 경우도 있었다. 그것은 위장된 의무였다.

아이들에 대해, 정부는 다른 방식을 취했다. 어린아이들이 등교를 거부하는 것은 어려운 일이다. 그들의 교외 활동

이나, 의사의 방문을 막는 것도 마찬가지다. 부모들은 이를 기꺼이 받아들이지 않을 것이며, 그들의 분노를 촉발할 수 있다.

정부 수장들은 시민들이 군소리 없이 백신을 맞으러 간 것이 진정 그들이 설파한 대로, 백신이 코비드에 맞설 유일한 해법이라고 온전히 믿어서가 아니라는 사실을 잘 알고 있다.

전 세계에 백신 접종에 반대하는 수천 건의 반대 집회가 있었던 사실을 여러분은 기억하실 것이다. 이 모든 사실은, 그들은 끊임없이 시도했지만, 여러 차례에 걸쳐 그들이 사수했던 경계가 무너질 뻔했음을 뜻한다. 어린아이들에 대한 백신 접종은 시민들을 진정으로 분노로 끓어오르게 만들 바로 '그' 주제임을 각국 지도자들은 알고 있었다. 그렇지 않다면, 부모들에게 그들의 아기 천사들에게 백신을 접종하는 데 동의할지를 묻는 연구가 전 세계(이스라엘, 미국, 퀘벡, 스위스, 이탈리아, 사우디아라비아, 루마니아, 그리스, 요르단 등)에 걸쳐 10여 차례 이뤄졌다는 사실을 설명할 수 없다. 이 연구는 각국 지도자들이 자신들이 어디까지 강제할 수 있는지 알아보기 위해 맥을 짚어보는 것 이외에는 다른 것일 수 없다.

2021년 12월 15일, 《미국 의사협회 저널》에 미국 부모들을 상대로 자신의 아이들에게 백신 접종하는 것에 동의하는지를 묻는 연구 결과가 실렸다. 답변은 명확했다. "27%의 부모들만이 5세에서 11세에 이르는 자녀들의 코비드19 백신 접종을 원했다. 30%의 부모들은 결코 아이들에게 접종을 허락하지 않을 것이라 답했고, 3분의 1은 '기다리며 추이를 살피겠노라'"라고[1] 답했다. 일부 국가에선 이미 어린이 대상 백신 접종이 시작되었고, 다른 몇몇 국가에선 접종을 준비하는 단계였지만, 어떤 정부도 아이들의 백신 접종에 강력한 압력을 행사하지 않은 이유는 여기에 있었다.

2022년 7월 30일, 또 다른 연구가 《백신》에 실렸다. 사우디아라비아에서 부모들에게 자녀들의 백신 접종에 대해 어떻게 생각하는지를 물었다. 좀 더 구체적으로는 ─ 질문의 표현에 주의를 기울이시기 바란다 ─ "아이들에 대한 백신 접종이 어른들에 대한 백신 접종보다 더 위험하다고 생각하는지"[2]를 물었다. 이 질문에서 부모들은 어찌 되었건 백신 접종은 위험한 일이라는 사실을 듣게 된다. 이 설문에 대한 결과. "전체 1,463명의 부모 가운데 30.6%가 아이들에 대한 코비드19 백신 접종은 어른들보다 훨씬 위험하다고 답했다."

2021년 12월 16일 설문 조사 기관 엘라브(ELabe)가 진행한 설문 조사에서 10명의 프랑스 부모 중 7명은 아이들에 대한 백신 접종에 반대한다고 답했다.[3]

끝으로, 2022년 1월 24일, 《백신》에는 중국 연구팀이 진행한 흥미로운 조사 결과가 발표되었다. 이는 하나의 메타분석으로, 10개의 연구를 종합한 것을 뜻한다. 여기서는 29개의 연구 내용을 종합 분석했다. 그 결과를 이렇게 서술하고 있다. "전 세계적으로 백신 접종에 대한 수용률은 61.4%로 평가된다."[4] 다시 말해서 모든 국가를 통틀어 약 40%에 이르는 부모들이 반대한다는 것을 의미한다. 이는 무시하기 어려운 수치다.

이렇게 하여, 각국 정부들은 mRNA 백신을 아이들에게 맞히기 위해 우리에게 압력을 가하는 데에는 어려움이 있을 것임 ― 완곡하게 말하자면 ― 을 이해했다. 먼저, 사람들은 코비드에 걸려도 (극히 예외적인 경우를 제외하곤) 죽지 않는다는 것을 알게 되었고, 특히 사람들에겐 저마다의 고유한 면역력이 있다는 것을 이해하게 되었으며, 아이들에

게 백신을 접종했을 때 얻을 수 있는 이득을 입증하는 연구
는 전무하다는 사실, 다시 말하지만 '전혀' 존재하지 않는다
는 사실을 알았기 때문이다.

아이들은 코로나19 바이러스에 취약한가? 전혀 그렇
지 않다. 반면, 미국 질병통제예방센터(CDC)에 따르면, 모
더나나 화이자의 백신을 1~2차례 접종받은 유아들 중 약
10%에서 건강 악화가 나타났다.[5] 모더나가 1,761명의 아기
들을 대상으로 진행한 임상 시험 결과에서도 100명당 1~2
명의 유아들에게서 '의학적 지원'을 필요로 하는 수준의 부
작용이 나타났다고 미국 식품의약국(FDA)은 보고했다.[6] 그
러나 우리는 좀 더 큰 아이들은 코로나 바이러스에 영향을
받는다는 사실을 알고 있다. 2020년 12월 14일에서 2021년
7월 16일 사이의 자료를 취합한 첫 번째 보고서에서, CDC
는 12세에서 17세에 이르는 청소년 14명이 사망했다고 보
고한 바 있다.[7]

미국 정부는 백신 접종을 강제했다. 2022년 6월 15일,
FDA는 생후 6개월에서 5세 사이의 유아들을 대상으로 하
는 백신 접종을 승인했다. 이 승인은 즉시 CDC의 수장 로
셸 월렌스키(Rochelle Wallensky)에게 전달되었다. 1년 동안,

백신의 안정성을 CDC가 감시하는 '척만' 했다는 사실을 시인한 그 인물이다.

그녀는 보도 자료를 통해 유아들을 대상으로 한 백신 접종이 개시된 것을 환영하는 메시지를 전달했다. "우리는 수백만 부모들이 (……) 그들의 어린 자녀들에게 백신을 접종하기를 희망해온 것을 알고 있다. 오늘의 결정을 통해 그들은 마침내 그들의 희망을 실현하게 되었다."[8] 반면 화이자의 백신 연구 개발팀장 카트린 얀센(Kathrin Janssen)은 사임한 직후 2022년 11월 11일 《네이처》를 통해 이렇게 고백한 바 있다. "우리는 여전히 비행기를 만들고 있던 그 와중에 비행기를 운항했다."[9]

이제 여러분은 RNA에 대해 모두 알게 되었다. 당신들의 아이들이 백신을 맞도록 놔두시겠는가?

여러분은 백신 정기 접종 회원증을 쭉 이어가실 텐가?

감사의 말

먼저 나에게 과학적 탐구의 즐거움을 알게 해준 분들에게 고마움을 전하고 싶다. 그레고어 멘델, 루이 파스퇴르, 알렉상드르 예르생, RNA Tie 클럽.

나의 멘토들. 알렉스 제프리 경, 악셀 칸, 나에게 과학 영역에서 영감을 준 힐데가르트 폰 빙겐, 에릭 웨스트호프, 조슈에 팡골드, 장-클로드 드레퓌스, 예술 영역에서 영감을 준 클로드 모네, 앤디 워홀, 살바도르 달리 그리고 생텍쥐페리.

나의 연구 과제를 언제나 지지해준 프랑스 국립보건의학연구소(Inserm). 나의 학생들과 동료들. 과학에서 좋은 점 하나는 그것이 집단적인 모험이기도 하다는 사실이다! 이 모험은 나를 한 발 한 발 RNA를 향한 여정으로 이끌었다. 이 뉴클레오티드 사슬(RNA)은 오랫동안 생물학의 그늘에 가려져 무시되어왔던 후성유전학에 속해 있었다. 오늘 내가, 우리 몸에 필수 불가결한 이 분자가 조잡하고 난폭한 생명공학의 도구로 변형되기를 거부하는 것은 바로 이들 덕분이다.

지난 3년은 내게 고통으로 점철된 시간이었기에, 내게 애정과 기도, 질문과 관찰, 응원과 눈물, 두려움뿐 아니라 자신들의 순수한 용기와 우정으로 지원을 아끼지 않은 모든 분들에게도 감사를 전하고 싶다. 그들의 호의가 보여준 힘은 강력한 전파력을 가지고 있었다. 나에게 등대가 되어준 이들도 있었다. 뤽 몽타니에(Luc Montagnier)와 블라디미르 젤렌코(Vladimir Zelenko)가 그들이다. 그리고 또 다른 불빛들도 있었다. 잉그리드 호프만은 그의 사진으로 불빛이 되어주었고, 카이 다가와 알리야 사헤발리 비비는 내가 모리셔스섬에 사는 행운을 매일같이 일깨워주었다.

이 길을 함께 가준 동지들도 있었다. 카림, 발터, 록사나, 에마뉘엘, 스티브, 테야스, 아스트리드, 세르주, 수리야, JB,

에마뉘엘, 유세프, 블랑딘, JAIBD, 도미니크, 자클린, 마리-테레즈, 레티티아, 나의 대녀(代女)……. 이 모험은, 이 같은 한 땀 한 땀의 그물코가 모여 잊을 수 없는 인간 사슬로 형성된 휴머니티의 형태로 나를 이끌어주었다. 바로 그들 덕에 나는, 하나의 생명체를 데이터를 형성하는 정보로 간주하며 "개량화된 인류"를 목표로 정보 시스템과 유전학 사이에서 생명을 다루는 이 새로운 개념에 대해 비인간적 광기라고 판단할 수 있었다. 그들을 통해 이 광적인 믿음이 테크노 과학의 절망적 에너지를 배반했다는 사실을 이해할 수 있었다. 테크노 과학은 우리를 둘러싼 생물학적 현실이라는 벽에 세게 부딪혀 가쁜 숨을 몰아쉬고 있다.

이 책이 세상에 나오도록 애써준 모든 분들에게 진심으로 고마움을 전하고 싶다. 앙투안 아사프가 없었다면, 나는 결코 펜을 들지 못했을 것이다. 프로방스 지방에 사는 나의 자매들이 없었다면, 마티유 스미스가 없었다면 나는 감히 이 책을 쓸 용기를 내지 못했을 것이다. 출판사 베르실리오, 출판사 알방 미셸, 그들의 멋진 팀이 없었다면 나는 결코 끝에 이르지 못했을 것이다.

그들은 인내와 용기를 가지고, 나의 이 새로운 도전을 지원해주었다.

　마지막으로, 특히 앙브르 바르톡에게 나의 온 마음을 바쳐 감사의 마음을 전한다.

주

제1장 • mRNA 백신은 약속을 이행했나?

1. https://www.lejdd.fr/Societe/coronavirus-plus-dun-million-darticles-sur-lepidemie-ont-ete-publies-dans-la-presse-depuis-le-1er-mars-3974500

2. https://www.who.int/publications/m/item/covid-19-public-health-emergency-of-international-concern-(pheic)-global-research-and-innovation-forum

3. https://www.forbes.com/sites/leahrosenbaum/2020/05/08/fueled-by-500-million-in-federal-cash-moderna-races-to-make-1-billion-doses-of-an-unproven-cure/

4. https://www.businessinsider.com/pfizer-biontech-vaccine-designed-in-hours-one-weekend-2020-12?r=US&IR=T

5. https://www.bfmtv.com/politique/emmanuel-macron-sur-le-vaccin-contre-le-covid-19-l-espoir-est-la_VN-202012310213.html

6. https://www.leparisien.fr/international/covid-19-l-allemagne-affrontera-encore-des-temps-difficiles-met-en-garde-merkel-dans-ses-voeux-31-12-2020-8416738.php

7. https://www.lunion.fr/id291537/article/2021-09-10/biden-etend-la-vaccination-obligatoire-aux-deux-tiers-des-travailleurs

8. https://ici.radio-canada.ca/nouvelle/1805545/covid-variant-delta-poutine-vaccination-obligatoire-politique

9. https://www.euractiv.fr/section/l-europe-dans-le-monde/news/ne-pas-se-vacciner-cest-appeler-a-mourir-selon-le-premier-ministre-italien/

10. https://www.science.org/doi/10.1126/science.abm0620?url_
    ver=Z39.88-2003&rfr_id=ori:rid:crossreforg&rfr_dat=cr_
    pub%20%200pubmed#Tl

11. https://www.who.int/director-general/speeches/detail/who-director-
    general-s-opening-remarks-at-the-media-briefing-on-covid-19---
    24-november-2021

12. https://www.nejm.org/doi/full/10.1056/NEJMc2202092

13. https://www.ncbi.nlm.nih.gov/pmc/articles/PMC8481107/

14. https://www.nejm.org/doi/full/10.1056/NEJMc2210093

15. https://phmpt.org/wp-content/uploads/2021/11/5.3.6-
    postmarketing-experience.pdf

16. https://vigiaccess.org/

    http://medicalcrisisdeclaration.com/

    https://www.gov.uk/government/publications/coronavirus-covid-
    19-vaccine-adverse-reactions/coronavirus-vaccine-summary-of-
    yellow-card-reporting

    https://www.adrreports.eu/en/index.html

    https://apps.tga.gov.au/Prod/daen/daen-entry.aspx

    https://www.health.gov.au/health-alerts/covid-19/case-numbers-
    and-statistics?language=und#covid19-summary-statistics

    https://www.medalerts.org/vaersdb/findfield.php?EVENTS=on&PA
    GENO=8&PERPAGE=10&ESORT=&REVERSESORT=&VA
    X=(COVID19)&VAXTYPES=(COVID-19)&DIED=Yes

17. https://openvaers.com/

18. https://vigiaccess.org/

19. https://virologyj.biomedcentral.com/articles/10.1186/s12985-022-
    01831-0

    https://www.thelancet.com/journals/lancet/article/PIIS0140-

6736(22)00089-7/fulltext

20. https://www.bmj.com/content/378/bmj.o1731/rr-0

    https://pubmed.ncbi.nlm.nih.gov/35537987/

21. https://pubmed.ncbi.nlm.nih.gov/36055877/

22. https://www.berliner-zeitung.de/gesundheit-oekologie/
    nebenwirkungen-wir-sehen-eine-absolute-risiko-erhoehung-
    durch-die-mrna-impfung-li.265003

    https://aitia.fr/erd/effets-indesirables-nous-constatons-une-
    augmentation-absolue-du-risque-avec-la-vaccination-arnm/

23. https://papers.ssrn.com/sol3/papers.cfmPabstract_id=4206070

24. https://brightoncollaboration.us/wp-content/uploads/2020/11/
    SPEAC_SO1_2.2_2.3-SO2-D2.0_Addendum_AESI-Priority-
    Tiers-Aug2020-v1.2.pdf

    https://www.who.int/teams/regulation-prequalification/regulation-
    and-safety/pharmacovigilance/networks/vaccine-safety-net/vsn-
    members/brighton-collaboration

25. https://www.i24news.tv/fr/actu/coronavirus/1644423509-israel-
    coronavirus-10-des-femmes-rapportent-des-cycles-menstruels-
    irreguliers-apres-la-3e-dose-de-vaccin-etude

    https://www.ncbi.nlm.nih.gov/pmc/articles/
    PMC8919838/#!po=36.9718

26. https://jamanetwork.com/journals/jama/fullarticle/2788346

    https://jamanetwork.com/journals/jamacardiology/
    fullarticle/2791253

    https://www.nature.com/articles/s41598-022-10928-z

27. https://vigiaccess.org/

28. https://pubmed.ncbi.nlm.nih.gov/36037757/

29. https://pubmed.ncbi.nlm.nih.gov/34750810/

https://www.cureus.com/articles/93533-chronic-inflammatory-
demyelinating-polyneuropathy-post-mrna-1273-vaccination

https://pubmed.ncbi.nlm.nih.gov/34480607/

https://pubmed.ncbi.nlm.nih.gov/34668274/

https://pubmed.ncbi.nlm.nih.gov/36366936/

30. https://www.pfizerbiontechvaccine.ca/fr/why-get-vaccinated-against-
covid-19

https://pfizerbiontechvaccineca-preview.dev.pfizerstatic.io/fr/faq-
misconceptions#vaccine-first-accrodian

31. Ibid

32. https://www.scotsman.com/health/coronavirus/anti-vaxxer-
concerns-force-removal-of-deaths-by-vaccine-status-
data-3571856

33. https://www.documentcloud.org/documents/22309653-walensky-
letter

34. https://www.sst.dk/en/english/Corona-eng/Guidelines-vaccination-
and-disease-prevention/Vaccination

35. https://www.folkhalsomyndigheten.se/nyheter-och-press/
nyhetsarkiv/2022/september/rekommendation-om-allman-
vaccination-mot-covid-19-for-barn-1217-ar-tas-bort/

36. https://www.ouest-france.fr/sante/vaccin/royaume-uni-pas-de-
vaccin-anti-covid-pour-les-12-15-ans-en-bonne-sante-2e9bed2e-
0ccf-11ec-8f66-1caeab7b63b1

제3장 • RNA, 천재적인 분자

1. https://www.nobelprize.org/prizes/lists/all-nobel-prizes/

2. https://pubmed.ncbi.nlm.nih.gov/28424332/

3. https://pubmed.ncbi.nlm.nih.gov/34793513/

4. https://www.academie-medecine.fr/les-prelevements-nasopharynges-ne-sont-pas-sans-risque/

5. https://pubmed.ncbi.nlm.nih.gov/32903849/

6. https://www.future-science.com/doi/full/10.2144/btn-2019-0092?rfr_dat=cr_pub++0pubmed&:url_ver=Z39.88-2003&rfr_id=ori%3Arid%3Acrossref.org

7. https://pubmed.ncbi.nlm.nih.gov/23613970/

8. https://wikimonde.com/article/Famine_aux_Pays-Bas_en_1944

9. https://pubmed.ncbi.nlm.nih.gov/7721275/

10. https://pubmed.ncbi.nlm.nih.gov/11155503/

    https://pubmed.ncbi.nlm.nih.gov/16876341/

11. https://pubmed.ncbi.nlm.nih.gov/34444978/

12. https://pubmed.ncbi.nlm.nih.gov/31877125/

    https://pubmed.ncbi.nlm.nih.gov/31235802/

13. https://pubmed.ncbi.nlm.nih.gov/12354959/

14. https://pubmed.ncbi.nlm.nih.gov/18291553/

15. https://pubmed.ncbi.nlm.nih.gov/32979076/

    https://bmcmedgenomics.biomedcentral.com/articles/10.1186/s12920-020-00748-3

    https://www.ncbi.nlm.nih.gov/pmc/articles/PMC2657429/

16. https://journals.plos.org/plosone/article?id=10.1371/journal.pone.0257878

17. https://www.nature.com/articles/s41421-020-00197-3

18. https://pubmed.ncbi.nlm.nih.gov/31877125/

19. https://www.cell.com/cell/fulltext/S0092-8674(14)01436-6

제4장 • mRNA, 미지의 분자

1. https://clinicaltrials.gov/ct2/show/record/NCT02140138?term=mR
   NA+CV9104+Curevac&cond=Prostate+Cancer&phase=014&dr
   aw=2&rank=1

   https://www.genengnews.com/topics/translational-medicine/
   curevac-prostate-cancer-vaccine-candidate-fails-phase-iib-trial/

2. https://clinicaltrials.gov/ct2/show/record/NCT02140138?term=mR
   NA+CV9104+Curevac&cond=Prostate+Cancer&phase=014&dr
   aw=2&rank=1

3. https://clinicaltrials.gov/ct2/show/NCT00204516?term=mRNA+va
   ccine&sort=nwst&draw=3&rank=391

4. https://pubmed.ncbi.nlm.nih.gov/34696168/

   https://pubmed.ncbi.nlm.nih.gov/33692796/

   https://pubmed.ncbi.nlm.nih.gov/20625504/

5. https://pubmed.ncbi.nlm.nih.gov/28123889/

   https://pubmed.ncbi.nlm.nih.gov/30770959/

6. https://www.sciencedirect.com/science/article/abs/pii/
   S1521661611003342?via%3Dihub

7. https://www.ncbi.nlm.nih.gov/pmc/articles/PMC4752409/

   https://clinicaltrials.gov/ct2/show/results/NCT02888756

8. https://www.ncbi.nlm.nih.gov/pmc/articles/PMC6580477/

9. https://www.thelancet.com/journals/lancet/article/PIIS0140-
   6736(17)31964-5/fulltext

https://www.thelancet.com/journals/lancet/article/PIIS0140-6736(17)31665-3/fulltext

https://pubmed.ncbi.nlm.nih.gov/33487468

10. https://pubmed.ncbi.nlm.nih.gov/33487468/

11. https://pubmed.ncbi.nlm.nih.gov/23817721/

https://pubmed.ncbi.nlm.nih.gov/37037396/

12. https://www.ncbi.nlm.nih.gov/pmc/articles/PMC5475249/

13. https://www.astrazeneca.com/media-centre/press-releases/2021/azd8601-epiccure-phase-ii-trial-demonstrated-safety-and-tolerability-in-patients-with-heart-failure.html

14. https://finance.yahoo.com/news/astrazeneca-drops-moderna-partnered-phase-174639508.html?guccounter=1

15. https://www.businesswire.com/news/home/20200414005276/en/Moderna-Highlights-Opportunity-of-mRNA-Vaccines-at-its-First-Vaccines-Day

16. https://www.jci.org/articles/view/134915#B8

17. https://clinicaltrials.gov/ct2/show/record/NCT04528719?term=mRNA+vaccine&cond=Respiratory+Syncytial+Virus+%28RSV%29&draw=2&rank=3

https://clinicaltrials.gov/ct2/show/NCT05127434?term=mRNA+vaccine&cond=Infectious+Disease&phase=2draw=2

18. https://investors.modernatx.com/news/news-details/2020/Moderna-Announces-Updates-on-Respiratory-Syncytial-Virus-RSV-Vaccine-Program/default.aspx

19. https://investors.modernatx.com/news/news-details/2021/Moderna-Announces-Clinical-Progress-from-its-Industry-Leading-mRNA-Vaccine-Franchise-and-Continues-Investments-to-Accelerate-Pipeline-Development/default.aspx

20. https://investors.modernatx.com/news/news-details/2022/

Moderna-Initiates-Phase-3-Portion-of-Pivotal-Trial-for-mRNA-Respiratory-Syncytial-Virus-RSV-Vaccine-Candidate-Following-Independent-Safety-Review-of-Interim-Data/default.aspx

21. https://www.washingtonpost.com/video/washington-post-live/wplive/albert-bourla-on-why-mrna-technology-was-counterintuitive-in-producing-an-effective-vaccine/2022/03/10/c397ca8c-afaa-4254-b860-b2cca54b0ecf_video.html

22. https://www.cdc.gov/vaccines/vac-gen/imz-basics.htm

    https://web.archive.org/web/20190317031654/https://www.cdc.gov/vaccines/vac-gen/imz-basics.htm

    https://www.cdc.gov/vaccines/vac-gen/imz-basics.htm

23. https://cen.acs.org/business/start-ups/mRNA-disrupt-drug-industry/96/i35

24. https://pubmed.ncbi.nlm.nih.gov/35805941/

25. https://www.ncbi.nlm.nih.gov/pmc/articles/PMC7599751/

26. https://edition.cnn.com/2022/08/11/business/moderna-covid-vaccines-annual-booster-intl-hnk/index.html

    https://www.businessinsider.com/moderna-ceo-compares-new-covid-19-vaccines-iphones-2022-8?r=US&IR=T

27. https://www.nature.com/articles/d41586-022-02286-7#ref-CR6

28. https://www.nature.com/articles/s41593-020-00771-8#Sec1

29. https://pubmed.ncbi.nlm.nih.gov/34328172/

30. https://www.thelancet.com/journals/ebiom/article/PIIS2352-3964(21)00134-1/

31. https://pubmed.ncbi.nlm.nih.gov/35579205/

32. https://pubmed.ncbi.nlm.nih.gov/34942250/

33. https://www.nature.com/articles/d41586-022-02286-7#ref-CR6

34. https://www.frontiersin.org/articles/10.3389/fmicb.2020.01800/full

35. https://pubmed.ncbi.nlm.nih.gov/33113270/

36. https://www.fda.gov/media/145493/download

37. https://www.fda.gov/news-events/press-announcements/fda-brief-fda-authorizes-longer-time-refrigerator-storage-thawed-pfizer-biontech-covid-19-vaccine

38. https://www.who.int/docs/default-source/coronaviruse/act-accelerator/20h20_18-jan_comirnaty_20235b_jobaids_vaccine-explainer.pdf?sfvrsn=66d512c6_3

    https://www.cdc.gov/vaccines/covid-19/info-by-product/pfizer/downloads/Pfizer_TransportingVaccine.pdf

39. https://www.bmj.com/company/newsroom/concerns-over-integrity-of-mrna-molecules-in-some-covid-19-vaccines/

40. https://www.trialsitenews.com/a/a-further-investigation-into-the-leaked-ema-emails-confidential-pfizer-biontech-covid-19-vaccine-related-docs-5102039c

41. https://pubmed.ncbi.nlm.nih.gov/9032234/

42. https://pubmed.ncbi.nlm.nih.gov/22334017/

43. https://pubmed.ncbi.nlm.nih.gov/22334017/

44. https://pubmed.ncbi.nlm.nih.gov/33301246/

45. https://pubmed.ncbi.nlm.nih.gov/35148837/

46. https://pubmed.ncbi.nlm.nih.gov/28457665/

47. https://fddlp.org/wp-content/uploads/2021/11/LEX_FDDLP_RapportVaccin_FINAL_AHenrion_Caude_11nov21-75-pages.pdf

48. https://www.cell.com/iscience/fulltext/S2589-0042(21)01450-4?_returnURL=https%3A%2F%2Flinkinghubelsevier.com%2Fretrieve%2Fpii%2FS2589004221014504%3Fshowall%3Dtrue

49. https://www.vidal.fr/actualites/27505-les-trois-contre-indications-des-vaccins-a-amm-comimaty-ou-spikevax-contre-la-covid-19.

html

50. https://pubmed.ncbi.nlm.nih.gov/33301246/

51. https://jamanetwork.com/journals/jama/fullarticle/27
    77417?guestAccessKey=9a14fcd0-198f-4087-a7e1-
    e1cc6fA7a0d3&linkID=112901050

52. https://www.docdroid.net/xq0Z8B0/pfizer-report-japanese-
    government-pdf#page=17

    https://www.ema.europa.eu/en/documents/assessment-report/
    comirnaty-epar-public-assessment-report_en.pdf

53. Ibid

54. https://www.cell.com/iscience/fulltext/S2589-0042(21)01450-4?_re
    turnURL=https%3A%2F%2Flinkinghub.elseviercom%2Fretriev
    e%2Fpii%2FS258900422101l4504%3Fshowall%3Dtrue

55. Voirnote52

56. https://www.ncbi.nlm.nih.gov/books/NBK565969/

    https://jamanetwork.com/journals/jamapediatrics/article-
    abstract/2796427

    https://www.frontiersin.org/articles/10.3389/fimmu.2021.783975/
    full

57. https://www.reuters.com/legal/government/paramount-importance-
    judge-orders-fda-hasten-release-pfizer-vaccine-docs-2022-01-07/

58. Ibid

59. https://archive.org/details/5.3.6-postmarketing-experience_202203

    https://pubmed.ncbi.nlm.nih.gov/34492204

60. https://www.gov.uk/government/publications/regulatory-approval-
    of-pfizer-biontech-vaccine-for-covid-19/summary-public-
    assessment-report-for-pfizerbiontech-covid-19-vaccine

61. https://media.tghn.org/medialibrary/2020/11/C4591001_Clinical_

Protocol_Nov2020_Pfizer_BioNTech.pdf

62. https://phmpt.org/wp-content/uploads/2021/12/STN-125742_0_0-Section-2.5-Clinical-Overview.pdf

63. https://www.genome.gov/about-genomics/fact-sheets/Understanding-COVID-19-mRNA-Vaccines

64. https://www.youtube.com/watch?v=AHB2bLILAvM

65. https://pubmed.ncbi.nlm.nih.gov/33958444/

66. https://pubmed.ncbi.nlm.nih.gov/32503821/

67. https://pubmed.ncbi.nlm.nih.gov/35723296/

68. https://pubmed.ncbi.nlm.nih.gov/36203551/

69. https://covid19community.nih.gov/sites/default/files/2021-02/CEAL_mRNA_vaccines_fact_sheet.pdf

70. https://www.mdpi.com/2076-393X/9/1/3/htm

71. https://pubmed.ncbi.nlm.nih.gov/34917266/

72. https://www.cdc.gov/coronavirus/2019-ncov/vaccines/facts.html

73. https://icandecide.org/wp-content/uploads/2022/03/1188-Final-Response-Letter.pdf

74. https://archive.org/details/5.3.6-postmarketing-experience_202203

75. https://twitter.com/RedCross/status/1516567706492878851?s=20&t=ts-wKF19mlzQJ2sVB6FD8Q

제5장 • 빅 파마, 인류의 구원자?

1. https://www.cdc.gov/opioids/data/analysis-resources.html

2. https://www.justice.gov/usao-vt/pr/purdue-pharma-lp-pleads-guilty-

federal-felonies-relating-sale-and-marketing-prescription

3. https://www.legifrance.gouv.fr/juri/id/JURITEXT000045388367?d
   ateDecision=&init=true&page=1&query=victime&searchField=
   ALL&tab_selection=juri

   https://www.lefigaro.fr/actualite-france/levothyrox-le-laboratoire-
   merck-annonce-sa-mise-en-examen-pour-tromperie-
   aggravee-20221019

4. https://www.justice.gov/opa/pr/justice-department-announces-
   largest-health-care-fraud-settlement-its-history

   https://www.sec.gov/Archives/edgar/
   data/78003/000007800309000189/x990902.htm

5. https://www.sec.gov/news/press-release/2012-2012-152htm

   https://www.lemonde.fr/economie/article/2012/08/07/
   accusations-de-corruption-pfizer-va-regler-pour-60-millions-de-
   dollars_1743442_3234.html

6. https://www.lesechos.fr/2007/07/pfizer-le-nigeria-depose-une-
   nouvelle-plainte-552906

7. https://assets.publishing.service.gov.uk/
   media/594240cfe5274a5e4e00024e/phenytoin-full-non-
   confidential-decision.pdf

8. https://www.telegraph.co.uk/news/2022/11/26/pfizers-
   ceo-rapped-regulator-making-misleading-statements-
   childrens/?utm_content=telegraph&utm_medium=Social&utm_
   campaign=Echobox&utm_source=Twitter#Echob
   ox=1669540426

9. https://www.lexpress.fr/informations/coeur-le-triple-
   scandale_599370.html

10. https://www.lesechos.fr/industrie-services/pharmacie-sante/crise-des-
    opioides-johnson-johnson-ecope-dune-amende-de-572-millions-
    de-dollars-1126707

11. https://www.ema.europa.eu/en/documents/assessment-report/
comirnaty-epar-public-assessment-report_en.pdf

https://archive.org/details/Pfizer-vaccine-nonclinical/page/n29/
mode/2up

12. https://www.senat.fr/rap/r21-659/r21-6591.pdf

13. https://www.oxfamfrance.org/financement-du-developpement/
pfizer-biontech-et-moderna-les-benefices-des-industries-
pharmaceutiques-nont-pas-connu-la-crise/#:-:text=Les%20
derniers%20chiffres%20de%20la)dollars%20par%20
seconde%20en%202021

14. https://www.ft.com/content/62c225f5-0652-4acd-977b-
99fb357dbd3f

15. https://www.lequotidiendupharmacien.fr/exercice-pro/politique-de-
sante/etats-unis-le-vaccin-comirnaty-passera-de-30-130-dollars-
lan-prochain

https://www.reuters.com/business/healthcare-pharmaceuticals/
pfizer-covid-vaccine-price-hike-seen-giving-revenue-boost-
years-2022-10-21/

16. https://www.lemonde.fr/les-decodeurs/article/2021/06/09/
covid-19-de-la-recherche-au-flacon-comprendre-le-prix-d-un-
vaccin_6083481_4355770.html

17. Ibid

18. Ibid

19. https://www.lesechos.fr/economie-france/social/covid-les-vaccins-
couteront-plus-de-3-milliards-deuros-a-la-securite-sociale-
en-2021-1287367

20. https://www.lepoint.fr/sante/covid-19-le-nombre-de-cas-quotidiens-
repasse-au-dessus-de-300-000-07-01-2022-2459616_40.php#11

1. https://jamanetwork.com/journals/jama/fullarticle/2787289

2. https://www.mdpi.com/2076-393X/10/8/1222

3. https://www.bfmtv.com/sante/covid-19-7-parents-sur-10-opposes-a-la-vaccination-de-leur-enfant_AN-202112160120.html

   https://www.sudouest.fr/sante/coronavirus/covid-19-7-parents-sur-10-sont-opposes-a-la-vaccination-de-leur-enfant-7370374.php

4. https://pubmed.ncbi.nlm.nih.gov/35214638/

5. https://www.cdc.gov/mmwr/volumes/71/wr/mm7135a3.htm?s_cid=mm7135a3_x

6. https://www.fda.gov/media/159157/download

7. https://www.cdc.gov/mmwr/volumes/70/wr/mm7031e1.htm

8. https://www.cdc.gov/media/releases/2022/s0618-children-vaccine.html

9. https://www.nature.com/articles/d41573-022-00191-2

역자 후기

RNA와 사랑에 빠진 과학자, mRNA 백신을 해부하다

코로나 팬데믹이 발발한 순간부터 프랑스에선 격한 논쟁이 벌어졌다. 노벨 의학상 수상자를 비롯해 전 보건부 장관, 프랑스 현역 최고의 감염학자, 전 감염병 최고위원회 위원장 등 과학계와 의료계의 막강한 실력자들, 의사 출신 국회의원들, 일부 독립 언론 등은 다양한 각도에서 코로나 팬데믹과 그에 대응하는 정부의 방식에 문제를 제기했다. 세간의 의구심에 답하기 위해 라디오와 텔레비전에선 토론이 이어졌고, 여러 편의 다큐멘터리 영화가 만들어졌다. 수시로 바뀌는 정부의 말들, 정책의 모순들을 비판하는 수십 권의 저서들이 나오기도 했다. 정부는 이해 충돌로 얼룩진 의학자들을 앞세워 이들을 공격하는 한편, 주류 언론들을 통해 대중의 머릿속에 착실히 공포를 주입했다. 온 나라가 'K방역'이라는 구호 아래 대동단결했던 우리와는 사뭇 다른 모습이었다.

알렉상드라 앙리옹 코드는 이 논쟁에 뛰어든 과학자 중한 사람이다. 스스로를 "RNA와 사랑에 빠진 유전학자"라고 소개하는 그녀는, 프랑스에서 RNA를 가장 잘 아는 전문가로 통한다. 2013년 고려대학교에서 열린 '사이언스 히어로와 함께하는 미래 과학 콘서트'에 네 명의 노벨상 수상자와 함께 세계의 과학 히어로로 초대된 그녀는 세계적인 mRNA 전문가로 국내 언론에 소개된 바 있다.

자신이 일생을 바쳐 연구한 RNA가 "조잡하고 난폭한 생명공학의 도구로 변형되기를 거부"하고자 이 논쟁에 참여했다고 밝힌 그녀는 2021년 3월, CNEWS의 한 토론 프로그램에서 이렇게 말했다.

"우리는 백신 역사상 초유의 사태를 겪고 있습니다. 거쳐야 할 모든 단계들의 문이 저절로 열리고, 졸속으로 통과된 백신이 나왔습니다. 여기서 안전 문제는 논할 수도 없습니다. (……) 이것은 내 개인적 견해가 아니라, 백신 제약사들의 임상 시험 과정을 통해 드러난 '사실'입니다. 과학자들은 30년 넘게, 유전자를 통해 심각한 질병들을 치료하는 방법들을 연구했지만, 아직도 그 목적을 온전히 이루지 못했습니다. 그런데 갑자기 건강한 모든 사람들한테 적용할 백신을 단 몇 개월 만에 RNA로 만들었다? 동물 실험도 거치지 않고, 임상 시험도 충분히 안 한 채 전 세계인에게 접종한다? 약물 동역학 매개 변수는 검토되지 않았습니다. 약력학적 매개 변수, 약리유전학 분석도 검토되지 않았습니다. 이런 식으로 중요한 항목들이 검사 과정에서 통째로 빠졌는데, 어떻게 안전성을 말할 수 있습니까?"

세계적 RNA 연구자인 그녀는 과학자의 명예를 걸고 많은 방송과 토론에 나가 제약사들과 보건 당국의 거짓을 폭로하며 경종을 울렸다.

2021년 여름, 정부가 백신 패스를 도입하기로 결정했을 때 프랑스에선 전국적으로 반대 시위가 성난 파도처럼 이어졌다. 양심 있는 학자들이 이 실험적 백신을 강제하는 행위는 받아들일 수 없다고 널리 일깨운 덕이다. 나는 파리의 집회에서 그녀와 수차례 마주쳤다. 그녀는 서로의 용기와 지혜를 모아 더 큰 힘을 만들기 위해 열악한 조건에서도 연설을 멈추지 않았다. 백신 접종자와 비접종자가 모인 한 집회에서 그녀는 모두 손을 마주 잡고 원을 그릴 것을 제안했다. 그 행동을 통해 집회에 참여한 모든 사람이 하나의 거대한 원이 되는 특별한 경험을 했다.

코로나 팬데믹이 3년 만에 그 대서사를 마감할 무렵, 그녀는 이 책을 우리 앞에 내놓았다. 출간 즉시 프랑스 서점가에서 종합 베스트셀러 1위에 오른 이 책은, 지난 3년간 인류가 치른 바이러스와의 전쟁에 대한 비판적 결산인 동시에, 해법으로 제시되었던 mRNA 백신의 실체를 밝히며 팬데믹 사태에 대한 냉정한 통찰을 얻고자 하는 사람들의 필독서가 되었다.

FDA가 코로나 백신을 긴급 승인했을 당시, 이미 코로나 백신은 이득보다는 위험을 훌쩍 넘고 있었으며, 30세 이하의 경우, 백신의 위험은 바이러스 위험의 98배에 이른다는 사실, 즉 코로나 백신은 만들어질 때부터 기존의 원칙 — 이익이 위험을 넘어설 때만 허가된다 — 을 지키지 않았다는 사실을 저자는 명료한 근거를 통해 입증한다.

20년간 이어져온 mRNA 백신 개발 역사의 모든 실패에 이어, 코로나 mRNA 백신도 실패했음을 입증하는 과학적 자료들에도 불구하고, 이번 백신은 빅 파마들에게 엄청난 성공을 안겨준 것으로 해석된다. 2022년 화이자가 제약업계 최초로 연 매출 1000억 달러(한화 약 120조 원)를 돌파한 것이 그 방증이다. 거기에 인류가 처한 위험이 있고, 우리가 mRNA 백신에 대해 자세히 알아야 할 이유가 있다. 현재 빅파마들은 다양한 mRNA 백신 개발에 박차를 가하고 있으며, 국내 제약 회사들은 여기에 발맞춰 mRNA 기반의 다양한 백신 생산 시설 건설을 진행하고 있다. 그렇게 만들어진 백신들은 어떻게든 그 수요를 창조해내고야 말 것이다. 우리가 익히 보고 경험한 그 방식대로.

"페스트에 맞서 싸우는 유일한 방법은 정직이다."

1947년 발표된 알베르 카뮈의 소설 《페스트》에 등장하는 말이다. 보건 위기 속에서는 과학적 진실이 가장 먼저 왜곡, 남용되었다. 인류가 지난 3년간 겪은 고통을 딛고 한 걸음 더 나아가려면, 모두의 삶을 뒤덮은 이 거대한 전쟁의 실체를 냉정하게 이해해야 한다. 직업 윤리를 저버리지 않은 소

수의 정직한 과학자와 의사, 그들의 증언을 책으로 만들어
줄 출판사, 자본과 타협하지 않은 소수 독립 언론인들만이
거짓의 아수라 속에서 기꺼이 등불을 들어 진실을 비췄다.
그 결실을 따서 나누는 것은 독자의 몫이다.

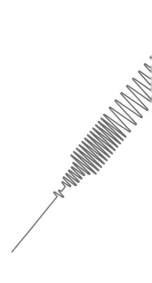

마법은 없었다

초판 1쇄 발행 | 2023년 10월 10일

지은이 | 알렉상드라 앙리옹 코드
옮긴이 | 목수정
발행인 | 김태진, 승영란
편집주간 | 김태정
마케팅 | 함송이
경영지원 | 이보혜
디자인 | 여상우
출력 | 블루엔
인쇄 | 다라니인쇄
제본 | 경문제책사
펴낸 곳 | 에디터
주소 | 서울특별시 마포구 만리재로 80 예담빌딩 6층
전화 | 02-753-2700, 2778 팩스 | 02-753-2779
출판등록 | 1991년 6월 18일 제313-1991-74호

값 15,000원
ISBN 978-89-6744-266-8 03510